それでも、安楽死の話をするのなら

西

晶文社

装丁　有山達也＋伊藤実桜（アリヤマデザインストア）

はじめに　～苦しみのすべてをゼロにできるのか

僕が二〇二〇年に、安楽死を求めた若い二人の物語をつづった『だから、もう眠らせてほしい』（晶文社）の公開、そして書籍化から四年が過ぎました。

多くの方に吉田ユカさん、そしてYくんの生き方をご覧いただいて「二人の生き方そして最期の迎え方から考えさせられました。自分ならどうするだろうかって」「ただ単純に安楽死制度があればいいとかなくてもいいとか、そういったことじゃないんだと知ることができました」など、多くの反響をいただきました。

しかし国内では、安楽死制度は一部の市民から熱烈にその成立を求められ、それに賛成する声も多い中、国民的議論としてはほとんど進展をみせていません。

安楽死制度の話題が出るたび、「もっと議論を深めるべき」「今の日本では時期尚早」という結論が繰り返されていますが、

・**では具体的にどのような論点で議論を深めるべきか**
・**いつになったらその「時期」が来るのか**
について言及された記事、ましてや具体的にその議論を進めるためのステップについて述べられた記事はほとんど見ることはありません。

ちなみに僕は、緩和ケアに従事する医師として、日本で安楽死制度が成立することについては慎重な立場ではあります。

しかし一方で、いずれは日本でも安楽死制度が使えるようになったほうが良いとも考えています。それは、『だから、もう眠らせてほしい』で出会った吉田ユカさんをはじめ、「安楽死制度があったほうが良い（であろう）人間」というのは少なからず存在するだろうとも思っているからです。

少数であっても、「死を自らコントロールすること」がその方々にとって最大の幸福追求、そしてその人にとっての「**生という表現の自由**」の象徴とされる以上、僕らはその権利について（他の国民の権利を侵害しない範囲内で）検討する必要があります。

問答無用で「反対」とだけ述べることは、そういった方々が求める生き方の表現を、多数派の権力をもってつぶす行為と言えるでしょう。

論点がバラバラなことが一つのネックとなっている

国内において、安楽死制度の議論が深まらない原因はいろいろありますが、そのうちの一つに「**論点が整理されていないこと**」が挙げられます。

いわゆる賛成派と反対派が議論をするとき、たとえば「日本人の民族的特性（同調圧力など）が制度運用に向かない」などと反対派が主張したとして、それに対し賛成派が意見を述べることで旗色が悪くなると、反対派はすべり坂理論（一部の安楽死制度を許容すると対象者や規制緩和がどんどんと拡大していってしまうこと）」の話題に変えてしまったりと、議論が散漫になりやすい傾向があります。こうなってしまう理由は、すでに述べたように、論点が整理されていないからです。

日本人の同調圧力の強さについての議論と、すべり坂理論は、もちろん、それぞれまったく別の論点があるし、その対策も異なるものになります。居酒屋談義ならまだしも、きちんとした建設的議論を試みている場において、このような散漫な議論の進め方を行っていては、せっかく場が持たれているにもかかわらず、何も深まらずに終わってしまうものです。

その結果として「今日は皆さんからさまざまなご意見が出されましたね。問題は幅広く、答えがあるものではないので、これからも議論を続けていくことが大事ですね」などという、まったく具体性がない結論が暫定的に提示されることになり、世の中を一歩も先へ進めないセッションが延々と繰り返されるだけになってしまっています。

議論の進め方：未来に安楽死制度を作るならば、の前提から入る

では、どのように議論を組み立てていくのがベストなのでしょうか？

それは、**安楽死制度の議論を行うとき、「もし未来に安楽死制度を作るならば」という前提からスタートすること**です。

安楽死制度に反対する理由としての「日本には安楽死制度は必要がない」という見解は、先に述べたように「制度があることが最善（今は制度がないため次善の策に甘んじている）という人が存在する」という事実によって否定されます。つまり、安楽死制度を必要としている人が現にいるのです。

このことから、安楽死制度を全否定する論調はそもそも分が悪く、建設的議論となり得ません。これからの議論は安楽死制度を作ることを前提として「では、実際に制度を作る

うえでどういった点が懸念点であり、それはどのレベルでクリアされる必要があるのか」を明らかにしていくべきでしょう。

その線で議論を進めるなら、いわゆる反対派は「現状の日本では○○が達成できないため制度化は困難。その達成のためには××の施策を△△のデータに基づき～～の数値目標まで引き上げる必要がある」など、制度設計のための具体的かつ意義のある提言ができるでしょうし、賛成派はそれらへの反駁として「○○は現状でもほぼ達成できている。その根拠は□□のデータで示されており……」など、根拠に基づいた、文字通り建設的な議論ができるでしょう。

そういった、国民的議論を繰り広げることは、安楽死制度ができるにせよ、できないにせよ、「私たち日本人は、この国でどうやって生きていきたいのか」を言葉にしていく大きな国民的事業と言えます。

仮に、安楽死制度が法的に成立しなかったとしても、賛成派の方々にとって、この日本がもっと生きやすい（良い最期を迎えやすい）社会になることは決して悪いことではないはずです。

でも、今のままでは、一〇年後も二〇年後も、安楽死制度どころか日本人のもつ死生観すら何も変わらないままです。

僕はこの本を著すことで、この停滞しきった「私たち日本人は、この国でどうやって生きていきたいのか」の議論を一〇年早回ししたい。それがこの本の目的です。

これからの本章では、一つの章ごとに一つ以上の「論点」を明示していきたいと考えています。この「論点」を一つひとつ掘り下げていくことが、国民的議論へ進んでいくことの助けとなることを期待しています。

目次

1

「死を選ぶ生き方」は正しい生き方か？

論点：日本人として、「死を選ぶ生き方」は正しい生き方か？

安楽死制度の議論をしていく中で、それぞれの言い分がかみ合わない理由の一つに「個人レベルの話と社会レベルの話をごちゃごちゃにしている」パターンがあります。まずはこの点から整理していきましょう。

「私は私、あなたはあなた」の議論には実りがない

安楽死制度に反対する意見にはさまざまな種類があります。その中で、この章では「安楽死制度ができてしまったら、これまでギリギリの状態で生きてきた人が、死に追いやら

れる」という意見を取り上げてみましょう。

たとえば、こんな意見。

「難病を抱え、多くの人たちの支えがあって生きてこられた人たちがいる。安楽死制度ができることによって『そんなしんどい思いをしてこのまま先も見えずに生き続けるくらいなら、安楽死制度を用いて楽に人生を終わらせたい』と、その当事者が思ってしまうかもしれない。それまで精神的に崖っぷちな状況でも、簡単に死ぬことができないから、仕方なく今日も生きてきたのに、安楽死制度はその背中をチョンと押して、崖から突き落としてしまう存在になるかもしれない」

「私たちが支援している難病の患者さんたちは、苦しい思いをしながらもみんなで頑張っている。しかし、安楽死制度ができたら本人や家族、またこれまで支援をしてきた人たちの中から死の誘惑にかられる人が出てくるかもしれない。そうやって社会的に追い詰めるようなことをしないでほしい」

これらは安楽死制度に反対する意見として、よく見られる「典型的な」見解です。

それに対する反論としてはたとえば、

「生きたいのに死に追いやられそうな人がいるなら、制度運用の段階できちんと除外されるように設計すればいいだけ。あなた方が支援している患者さんたちが『生きたい』と願うなら、どうぞ生きてください。でも、私たちが『死にたい』と求めているのにあなた方の『生きたい』を押し付けないでくれますか。安楽死制度ができて、私たちが死んでもあなたたちには関係ないことです」

というものです。

この反論自体は妥当でしょう。しかし、多くの場合、ここで反対派が「なるほど」となることはありません。

では、この議論の構造のどこに問題があり、なぜ実りがないのでしょうか。

個人レベルの議論から社会レベルの議論へ、スイッチを切り替えよう

患者さん個人の思いを代弁したり、そのエピソードを語って説得力を出す方法が、議論において大きな力を持つことは事実です。

しかし、その議論のテーマが社会全体に影響を及ぼすような内容であった場合には、個人レベルの話をする前に「**制度が社会全体に及ぼす影響**」から議論を始めていく必要があります。つまり、個人レベルの議論から社会レベルの議論へ、ステージを一段階上げてか

ら考えるべきなのですね。

それはなぜかと言うと、安楽死制度を公的に肯定することは「この社会は生きるに値しないと思ってもらってもいいんだよ」というメッセージにお墨付きを与えてしまう意味合いを持つからです。


順を追って議論を確認していきましょう。まずは前提からです。

大半の大人たちは、この世界について「生きてさえいれば素晴らしいことが社会にはあふれている」「人の営みはすべてが尊く、生とは幸福である」といった単純なものではないと知っているはずです。それでも建前としては、世界には希望があるし、仮に一時の絶望があったとしてもそれを希望に変えていけるはずだ、と謳っていったほうが良いことも、また知っています。

それは社会に暮らす一員として、そのように信じていたほうが、社会全体が安定したものとして維持できることを知っているから。つまり、そうした態度を言い換えると、大半の「常識ある大人たち」というのは、自分たちが日常生活を「何も考えずに」安穏と生きていくためには、不都合なことや暗い部分には（その存在を知っていたとしても）できる限り目を向けずにいたい、というある意味で現実逃避的な信念をもっているのです。

有名人などの自死がメディアで報じられた際に、その「自死に至った理由」を手っ取り早く探し出そうとするのは、「あの人は自分とは違う、明確な死に至る理由があったのだ」とレッテルを貼ることで安心が得られるからです。

しかし実際には、「明日、何となく生きていたい」と考える人がいるのと同じように「明日、何となく死んでもいい」と思う人が存在します。生きていくのに明確な理由がないのと同じように、死を求めるのに明確な理由がない場合もあるということ。その「何となく」の大半が、現状維持＝生きるという選択を消極的にしている結果として、社会はそれなりに平穏として回っているだけなのです。しかし、これが見せかけの平穏であることは、もう皆が気づいているでしょう。

本当は誰もが「不都合なことや暗い部分」が自分の心中にも確実に存在していて、普段は目を向けないでいるだけだと知っているから、そういった報道に触れることで心の奥から「怪物」が目を覚ましてきそうな恐怖に襲われるのでしょう。

つまりは自死して報道されているその有名人と自分とは本当は地続きで、その間には「死に至る理由」にグラデーションがあるだけなのに、「彼には特別な理由があった。私と彼とは違う！」と明確な線引きをしなければ不安で仕方がないのです。

これまで生を積極的／消極的に選ぶことが「正しい」道で、自死＝自ら死を選ぶことは「正しくない（または特殊な）」道であると、一般的に受け入れられてきた〝明確な〟前提が、安楽死制度が公的に認められることで覆り、死を選ぶこともまた「正しい」もう一つの道となってしまう。

それは、これまで日本人が常識としてきた「正しい生き方」のパラダイムに、「死を選ぶ生き方も正しい生き方だ」という新たな概念を付け加えて良いかどうか？　の問題になります。

しかし、社会全体に関わるテーマが議論されているときに「誰がどう言おうと私はこう生きる」と、「社会」よりもカテゴリーが一つ下がったところにある「個人の生き方の話」を主張されても、話がかみ合うことはありません（違うカテゴリーの話になってしまうので）。

これが、安楽死制度に関する「典型的な」議論が成立しない一つの原因です。カテゴリーミステイクです。

こう考えていくと、安楽死制度は確実に「私たち日本人は生きる／死ぬをどう考えるべきなのか」という社会的な問題なのであり、そのレベルでの議論をしなければ前に進まないということがわかるでしょう。

では、死を選ぶ生き方は正しい生き方なのか？

その前提に立ったうえで、「では日本人として、死を選ぶ生き方は正しい生き方か」を考えてみましょう。

まず「正しいか正しくないか」という軸で考えるとすれば、それはどんな生き方だって「正しい」と僕は考えます。逆に、「○○という生き方は、正しくない」ということを公的に認める状態というのは、確実に特定の層の人間たちを追い詰めることになるため、フェアではないですよね。

「○○という生き方は、正しくない」によって幸福を追求できなくなる人間がいる以上、それが少数派だとしても、その精神的犠牲のうえに成り立つ社会は「正しい」と思えないから、結果的に「どんな生き方だって、正しい」としたいのです。

ただ、安楽死制度反対派が危惧するように、その「正しい生き方」をある人が追求する結果として、別の誰かの生き方が脅かされる事態は絶対に避けなければなりません。

そのためには、安楽死制度ができたとしてもそれは、「この社会は生きるに値しないと思ってもらってもいいんだよ」というメッセージにお墨付きを与えるものでは**ない**、ことを証明していく必要があります。

では、どのように証明していけばよいか。次の章ではそのことを取り上げていきましょう。

人にはそもそもとして、「死に憧れを抱きやすい」傾向があるとの指摘があります。

宗教の中に「自死を禁ずる」との教義がある場合があるのは、信心により死への恐怖が薄れた結果、苦痛に満ちた生から（信教上の）安らぎの死へ、と人々が流れてしまう心理を食い止めるためとされています。

先に述べたように「明日、何となく生きていたい」と考える人が大勢いる中では、死とは悪いもの、苦痛に満ちたもの、としておいたほうが社会的には都合がよく、安楽死制度を肯定することが結果として「死は悪いものではない」という認識が広まってしまう怖さは確かにあるということです。

ただ現実として、その社会的な都合によって、「明日、何となく死んでもいい」と考える人たちはこれまで孤立に追いやられてきたし、老いや病による死すらも否定される傾向が続いてきたとも言えます。

しかし、実際には四苦《しく》＝生老病死《せいろうびょうし》とされるように、死のみならず生も「苦」の一つなのだから、人によってそのどちらにより苦痛を感じるのか？　という問題なのであって、僕らはそろそろこの「多数派が少数派を虐げる」構造に折り合いをつけないとならないのだと考えています。

2

安楽死制度を求めていくために必要な三つの課題

論点：安楽死制度は必要性があることは事実。考えるべきは「どう運用するか」「いつ制度化可能か」

「安楽死制度を作るのは、日本においては時期尚早」とは、議論やコメントでよく用いられる結論です。

しかし「じゃあ、いつになったらできるようになるのか？」の問いに対して、明確なゴールを答えられた人がこれまでいたでしょうか？　せいぜい、「国民的議論を慎重に進めていくべき」「国民の意識が変わっていくことが大事」のような、抽象的かつゴール設定不能な結論を述べてお茶を濁すことくらいしかできなかったのではないでしょうか。

「時期尚早」などという言葉を使うくらいなら、せめて何をもって「時期」とするのか、そして「その『時期』を迎えるために、今、踏み出すべき第一歩は何なのか」くらいは示してほしいものなのですが。

ただ、「現状では」制度化できない、という考えには、僕も同意します。

その理由はたくさんあるのですが、今回は課題を三つに絞り、その解決への道筋および

ゴールについて示していきましょう。

緩和ケアの発展と均てん化

結論を先に言いますが、安楽死制度を適切に運用するためには緩和ケアのさらなる発展と、日本全国における均《きん》てん化が必須です。均てん化とは、医療技術や診療水準の格差があることを是正し、全国どこでも同じような医療や診療を受けられるようにする、という意味です。

本来ならその苦痛が緩和可能であるにもかかわらず、技術やアプローチのまずさによって苦痛が放置された結果、安楽死を求める結果となるのは望ましくない。

さらに言えば、たとえば「A市の病院では緩和可能な苦痛が、B市では緩和困難」となっているとしたら、その結果として、A市とB市で安楽死制度の利用率が大幅に異なるよ

うでは、国内において単一の制度を運用するうえで問題でしょう。

本来、安楽死制度を利用しなくても済むはずであった人が、たまたまその地域に生まれ育ってしまったがゆえに、死を早める結果となるのだとしたら憲法一四条に定める「法の下の平等」に抵触する恐れがあると言えます。

緩和ケアは日本において、この一〇年ほどで大きな進歩を遂げてきたのは事実です。一〇年前には対応が難しかった苦痛についても、今なら簡単に取れるようになってきています。しかし、それが必要十分になっているか？　と言われると、まだまだ足りない面も多いのが現状です。都市部と地方での格差も大きいし、都市部であっても施設によっては人や設備が最小限にせざるを得ないところもあります。

緩和ケアに従事する専門家が全国的に少ないうえに、医療の領域の中では緩和ケアは「儲からない」と捉えられているので、病院でもスタッフを何人も雇用できないのです（実際には緩和ケア部門が充実すると、他の診療部門の業務フローを間接的に改善するので経営上は有利になるのですが）。

もちろん、他の医療リソースも不足している中で緩和ケア部門だけに人と金を投資するわけにもいかないという事情もあります。

全人的苦痛
「一つの痛み」の発見

図1

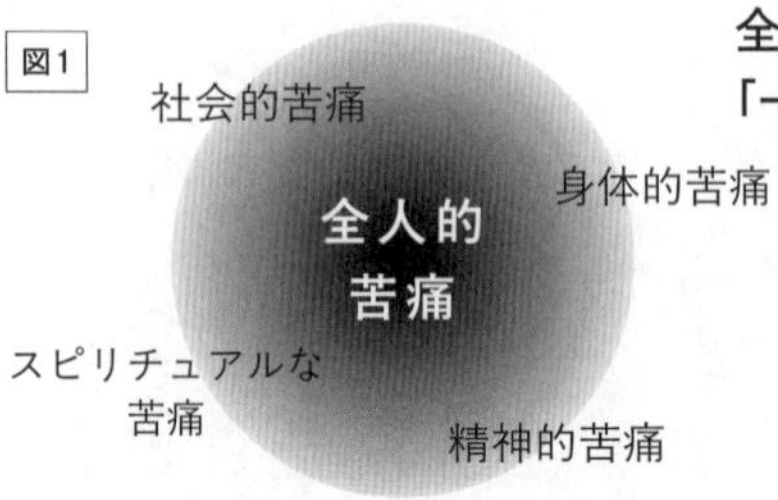
社会的苦痛
身体的苦痛
全人的
苦痛
スピリチュアルな
苦痛
精神的苦痛

「その痛みは最初は背中だったわ。でも今は私の全体が何か間違っているような感じがするの。(中略)まるで世界全体が私の敵になって、私のことなんて誰もわかってくれないんだって感じるようになったの。夫も息子たちもとっても良くしてくれるわ。でも、私のために仕事を休まなければならないし、お金も無くなっていくわ。もう一度、これでもいいんだって思えたら、すばらしいんだけど(du Boulay 1984)」

田代志門 / 死にゆく過程を生きる、世界思想社、2016

そもそも現状で、医療者たちが「全人的苦痛」に対応できるだけの余裕がないことも問題です。

図1にあるように、一九六〇年代からイギリスではじまった近代型ホスピスの発展の中で「全人的苦痛」という概念が発見されました。

人は、死に向かっていく過程で「身体的苦痛」「精神的苦痛」「社会的苦痛」「スピリチュアルな苦痛」の四種類の苦痛を持つようになり、そしてその苦痛を「一つの痛み」として感じる、というものです。医師は往々にして身体的苦痛さえ取れたらよいだろう、と考えがちですが、身体的苦痛がゼロになったとしても図1中のセリフにもあるように、他の複合的な苦しみが湧き上がってくるのが普通なのです。

「人の苦しみには際限がない」

緩和ケアに従事する専門家ならこうして一度は絶望に陥るのです。その結果として、緩和ケアに従事している医療者の中にも「こんなに苦しいのならいっそ安楽死させてあげた方が……」と考える人が出てもおかしくないのです。

一つの痛みと一部の緩和

ここで少し、現在の緩和ケアが置かれている課題について取り上げていきましょう。それを理解することで、安楽死制度の議論をする際の「緩和ケアの均てん化」の到達地点が見えるからです。

まず、患者さんの抱える際限のない苦しみに対して、僕ら医療者ができることは限られています。

緩和ケアの長い歴史の中では、身体的苦痛をまず取ることを最優先として取り組んできて、最近ようやく精神的苦痛にも取り組めるようになってきました。

しかし一方で、「病気のせいで仕事や家事が続けられない（役割の喪失）」「治療のせいでお金がなくなっていく（経済的苦痛）」をはじめとする〝社会的苦痛〟、そして「こんな状態で生きている価値がないと感じる」「自分が生きてきた意味はあったのか」など、自己の尊厳と存在の喪失から起こる〝スピリチュアルな苦痛〟については、いまだ十分な対応がとられているとは言い難い。つまり、先に述べた「一つの痛み」はその一部しか緩和できていないのです。

では、この状態を放置しているとどうなるでしょうか？

社会的な役割を失い、経済的にも困窮し、「生きている価値がないのでは」と追い詰められていけば、その先には当然のように死を求めるようになります。そこで必要となるのが安楽死制度……という思考になっていくのもおかしな話ではありません。

しかしここで問題となるのは「死を求めたときに死を選ぶ方法がない」ことではなく「一つの痛みが放置されている現状」のほうにあることもわかるでしょう。

三種類の死

僕は、患者さんたちを診ていく中でこの際限のない苦しみから「三種類の死」がもたらされると考えています。

図2 三種類の死

1 肉体的な死
2 精神的な死
3 社会的な死

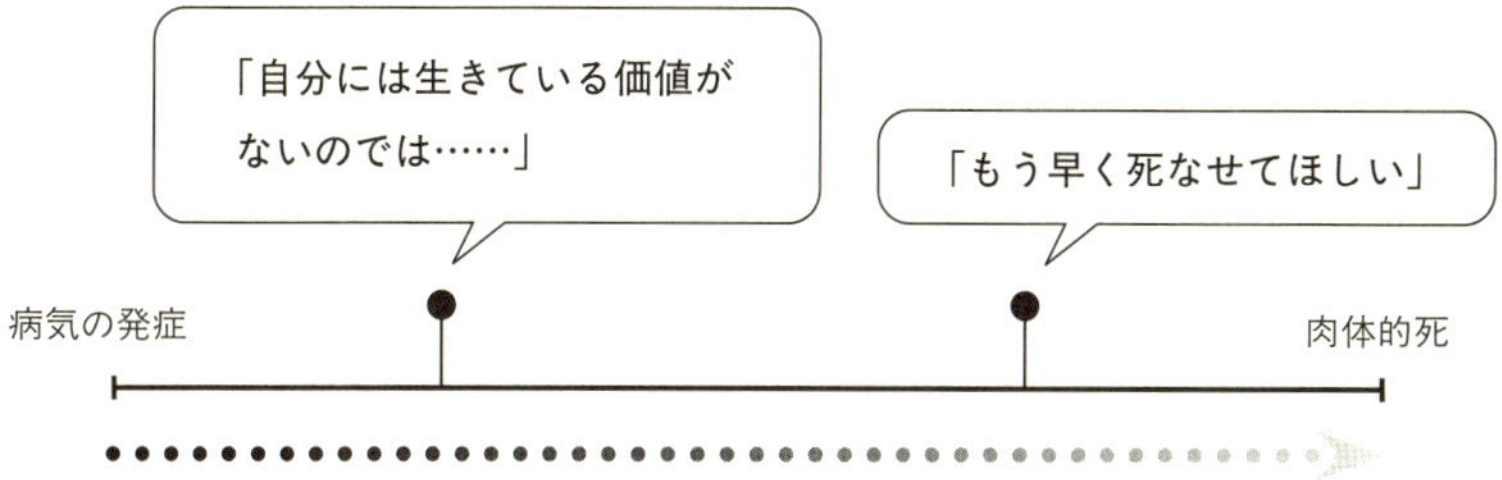
「自分には生きている価値がないのでは……」
「もう早く死なせてほしい」
病気の発症
肉体的死

その三種類とは

- **肉体的な死**
- **精神的な死**
- **社会的な死**

です。

一般に「死」という概念が取り上げられるとき、想像されるのは「肉体的な死」についてでしょう。心臓が止まり、呼吸が止まり……という状況のことです。

しかし実際にはその肉体的な死の前から、気持ちが折れてしまっている……つまり精神的な死に陥ってしまうことがあります。ここで言う「精神的」とは不安や抑うつだけを指すのではなく、先に述べた「スピリチュアル」な部分も含めてのこと。

「明日の朝、目が覚めなければよいのに」と望み、朝日を見て毎日のように絶望を感じ「もう早く死にたい」と涙を流す……。そんな患者さんは珍しくありません。もちろん、身体的な苦痛があるわけではなくても、です。ただ穏やかに、ベッドの上に座り、食事を摂り、会話もできるにもかかわらず、その心中は「死」に染まっているのです。

では、そのような「精神的な死」は何によってもたらされるのでしょうか。

さまざまな要因があるでしょうが、その大きな一つに「社会的な死」があるだろうと僕は考えています。

社会的な死……つまりは「役割の喪失」です。

これは、病気によって仕事を失う、という例がわかりやすいですが、それだけではなく、「友人としての役割」「父親としての役割」「夫としての役割」など、自分が大切にしている人や家族との関係性も変わってしまうことでもたらされます。

結果としてその人は「会社員のAさん」「友人のAさん」「夫のAさん」ではなく、どの場面においても「がん患者のAさん」という単一の役割に収束していってしまうのです。

人生において「単一の役割」を担わされる苦痛を感じたことがある人も多いのではないでしょうか。特に、多くは女性においてその体験が偏っていることは、本書とは別の問題を提起していると思います。

よく起こりがちな状況としては「子どもを産んで専業主婦となった母親」が挙げられます。

それまで仕事を持ち、友人との交際も続け、結婚して妻としての役割も果たしてきたのが、子どもを産んで仕事を辞めたときから「○○ちゃんママ」としての役割を押し付けられることとなります。

家にいても、健診のために病院へ行っても、子どもが幼稚園に行くようになってからも本名を呼ばれることなく「○○ちゃんママ」。それまでの友人とも疎遠となり「××ちゃんママ」と呼び合う人が増え、夫からも「ママ」と呼ばれる……。そのような生活の中で単一の役割を担わされた女性は、抑うつ状態となったり、「自分には価値があるのだろうか」と思い悩んだり、逆にその単一の役割から逃げ出すために育児を放棄する場合もあります。

そのくらい「単一の役割」がもたらす苦痛は大きいのです。

もちろん、同じ状況においてすべての母親が苦痛を感じるわけではないというのは、元々のキャラクターによるものであったり、環境が（意図的か無意識のうちに）単一の役割に陥らないようになっているパターンなどが理由と考えられます。また、育児そのものに誇りをもち、そこに自己の尊厳を重ね合わせられる人は、単一の役割を担っていても苦痛を感じにくいのかもしれません（それはそれで別の問題が起こりそうですが）。

しかし、「病気による単一の役割」は、自らの選択が関わる余地はなく、またその状況を変化させることが難しく、そのこと自体に自己の尊厳を重ね合わせることもできません。

そのような結果として、社会的な死、精神的な死がもたらされ、肉体的な死を希望する、つまり「もう早く死なせてほしい」と考えるようになってしまうのです。

三種類の死をなくすことはできるのか

三種類の死と、それをもたらす苦痛があるのであれば、これらを「なくす」ことはできるのでしょうか。なくすことができれば、それが一番良いに違いないのですが、実際にはこれらをゼロにすることはできません。肉体的な死に向かうにつれ、社会的な役割は失われ、気持ちが折れてしまうときがいずれは訪れてしまうことがほとんどだからです。

ただ、そのタイムラグを限りなく短くすることはできるのではないかと考えています。逆の言い方をすれば、「**社会的な死が訪れるまでの時間を、できる限り延長する**」ということです。

そのやり方はいろいろありますが、患者さんたちが「患者」という単一の役割を押し付

図3　三種類の死

1 肉体的な死
2 精神的な死
3 社会的な死

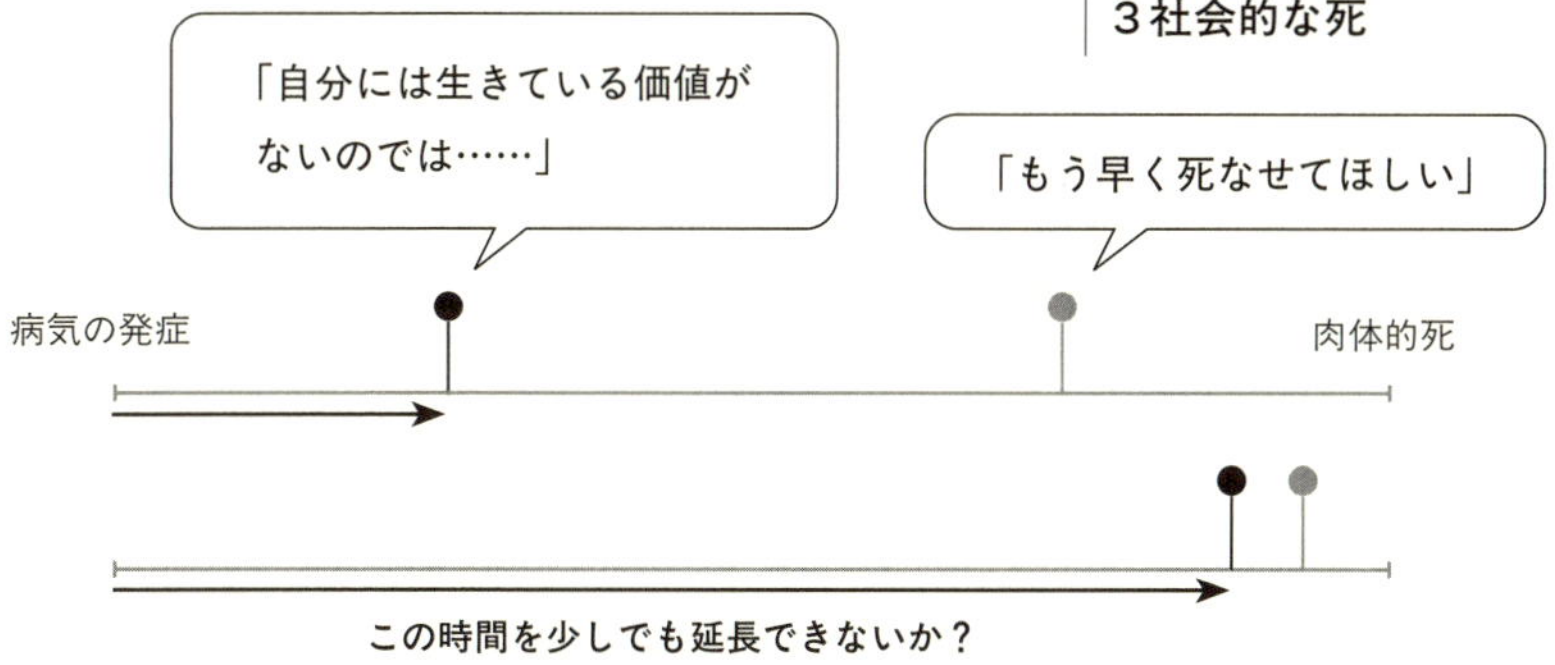

けられないようにすることが一つの形です。

　肉体的な死が訪れる刻限はあっても、そのできる限り近くまで、仕事を続けたり、家族や友人との関係を再構築していく中で「役割」を感じられるようにしていく。

　それを実現するのは口で言うほど簡単なことではありませんが、実際に緩和ケア病棟でもテレビ会議システムを持ちこんで仕事を続けるビジネスパーソンや、お弟子さんたちとともに和歌の会を執り行っていた先生などもいたことから、学べることも多いかと思います。

　家族内の関係も、一度は夫や妻、父や母としての役割が失われてしまったとしても、たとえば「人生を共に歩んできたパートナー」「これまで教え導いてくれた人生の師」のような役割を再構築して、家族内における尊厳を保っていく例などはよく見ます。

写真家でがん患者の幡野広志さんが以前、

「ありがとうは循環する。ありがとう、って自分から言ってばかりで、他人からありがとうって言ってもらわないと、いずれ自分の中のありがとうが枯渇してしまうんです」

と語られていました。病気を患えば、患者として医療者、家族、友人へ「ありがとう」を渡すことは格段に増えますが、一方で「ありがとう」を受け取る機会は減っていきます。それもやはり、「がん患者さん」という単一の役割に染まりがちな現状を反映しているといえます。

ありがとうが循環する社会。その実現は容易な道ではありませんが、患者さんを単一の役割に陥らせず、社会的な死を遠ざける方法はあります。

その道は当然のように、医療者だけで整えられるものではありません。病院は社会の一部、役割としてはその五パーセント程度にしか過ぎず、残りの九五パーセントを担っているのは町で暮らす皆さん一人一人だからです。では具体的に、社会に暮らす一人一人が何をしていくべきなのか、についてはまた別の項で解説していきます。

緩和ケアはいつになったら充実するのか?

ここまで、安楽死制度を始めるためには緩和ケアの発展と均てん化が必須、と解説をしてきましたが、ここで次の批判に答えておかなければならないでしょう。

「安楽死制度には緩和ケアの発展が必要ということはわかったが、そんなことは何年も前からずっと言われてきたことではないか。いつになったら、どこまでいったら緩和ケアは充実したと言えるのか」

これは、当然のように起こる批判でしょう。これまでも多くの識者は、「時期尚早」の言葉を用いて議論の進展を封殺してきました。「緩和ケアが充実してから」、はその具体的事由として用いられやすいものです。それであれば僕ら医療者はそのゴールラインを示す必要があるでしょう。

まず大事な前提として、緩和ケアはここまで到達すれば充実した、といえるラインがあるのか？　という問いへ答える必要があります。

しかしこれは、結論を言えば「解なし」の問いなのです。

先述した通り、人間の苦痛には際限がありません。そもそも、生きていることそのものが苦なのです。すべての苦痛をゼロにすることは不可能と言えるでしょう（もちろん、特定の個人の苦痛をゼロにするだけなら可能な場合もありますが）。

ただ、不可能ではあっても、ゼロに限りなく近づけることはできます。少なくとも僕ら緩和ケアの専門家は、その未来を目指して研究と実践を続けています。苦痛に際限がない以上、緩和ケアは歩み続けるのみで、ゴールに到達できることはないのです。

つまり、安楽死を制度化する前に、緩和ケアを充足させるべし、という主張には「そもそも終わりがない」のです。だから、これを理由に制度化反対、時期尚早というのはちょっとずるいですよね。

でも、苦痛をゼロにするのは不可能ではあっても、「安楽死制度の運用に耐える緩和ケアの発展および均てん化のライン」を決めることはできます。というか、それを決めて早く議論のステージを先に進めたいものです。僕もそう考えています。

安楽死制度の運用に耐える緩和ケアの発展および均てん化のライン、とは

では、具体的に安楽死制度の運用に耐える緩和ケアの発展および均てん化のラインをどこで引くか、について考えましょう。

もちろん、このラインをどこで引くのがベストかは恣意的なものです。ゴールがない以上、誰かが「ここ」というラインを引かなければなりません。もちろん、そのラインをどこで引くべきか、についての議論は必要でしょう。

ちなみに、僕が「どこにラインを引くべきか」と考えているかというと「緩和ケアが必要とされる人が、いつでもどこでも緩和ケアにアクセスできる」状態になっているところです。先にもお話した通り、少なくとも現状はこれが達成できていません。

では、このラインまで緩和ケアのレベルを押し上げるために何をしていけば良いでしょうか？

僕としては、まず緩和ケアの医師をある程度集約していったほうが良いと考えています。どの範囲で集約すべきかはそれぞれの地域の広さなどによりますが、たとえば今僕が住む神奈川県川崎市なら五分割くらい、故郷の北海道釧路市くらいの規模なら一分割の設定で集約できると思います。この場合、一つのエリア単位が多くても三〇万人くらいの規模感でしょうか（高齢化率などにもよりますが）。

医者という専門職を「機能」として捉えたとき、その最大効果を発揮できるのは一つの施設に複数名が存在することです。

現状は、広い地域に薄く緩和ケア医が配置されていますが、そのどれもが、「マンパワーが足りなくて十分な緩和ケアが提供できない」といった状態に陥ってしまっています。

地域全体でみれば緩和ケアができる医師はたくさんいるにもかかわらず、その地域にあるそれぞれの施設に一名ずつ分散してしか配置できないがゆえに、ケアの内容が薄いところばかりが複数できてしまい、いざというときに頼りにならなくなってしまっているのです。

具体的に言えば、病院内にいる二〇名の患者のケアはできるけど、外来患者にまで対応するのは無理、という状態の施設が県内に五つあります、という状態では「いつでもどこでも緩和ケアにアクセスできる環境」とはならないですよね。

それよりは、その五施設から医師を一か所に集約して「緩和ケアセンター」とし、外来でも病棟でもいつでも患者が診られますよ！　どんどん紹介してください！　という状態になった方が医師側にも患者側にも大きなメリットが得られると考えています。

そもそも医師の集約化は可能なのか

ここで問題となるのは、

1：医師を一つの施設に集約しても採算が取れない

2：医師が集約された近隣の住民は良いが、遠方の地域はどうするのか

という点です。

しかし、これはあくまでも「安楽死制度化」に基づく前提での話なので、そこは国にも協力してもらえば良いのかもしれません。

具体的には、この集約化していく施設に対し、安楽死制度を作っていくための準備として補助金を出せるような枠組みを作ること。それによって、緩和ケア医を集約するほど、病院収益が上がるモデルへ誘導すれば、それを受け入れる病院は出てくるでしょう（特に、これは国策医療なので全国の公立病院と連携すれば難しい話ではないはずです）。

もし、それでも病院が動かなければ、県ごとに「国が定める緩和ケアの充足度をもとに安楽死制度適用を按分する」という規定を作ることで（作れるのかわかりませんが）、もし本当に国民が強く安楽死制度を求めているという背景が存在するなら、市民運動などによって地域を動かすことも可能になるでしょう。

そこまで調整したうえで唯一残る問題は、医師は「集約化しましょう」と声をかけられても、簡単にその声に応じるような集団ではないということでしょうか……。金銭的インセンティブにも、あまり魅力を感じないのが医師の特性ですので、ここも国の政策として全国の病院に協力してもらうようお願いして回るしかなさそうです。

しかし、このように自分で提案したものの気に食わないのは、この提案自体の「ハードルが高いこと」です。

緩和ケアの発展と均てん化が安楽死制度の運用には欠かせないものだとはわかっているのですが……。安楽死制度を作っていくために、「えいっ」と越えなければならないハードルがまだまだたくさんあるのに、緩和ケアの発展と均てん化のためにはあまりにも体力を使ってしまうな、と考えていることも、包み隠さぬ本音です。

安楽死制度を進めていけば、緩和ケアは同時に進化する

とはいえ、緩和ケアの発展および均てん化は、おそらく安楽死制度を具体的に進めようとする流れの中で、自然と加速して整うと僕は予測しています。

安楽死制度を運用するためには、緩和ケアの充実が必須、という前提が共有さえされれば、全国の「生かしたい」医療者たちは必死になって緩和ケアという防護網を整えることに動かざるをえないはずだからです。

逆に言えば、今現在の緩和ケアっていうのは「独善的な王座にあぐらをかいているような状態」なのですから、安楽死制度を進めるぞ！　と宣言して、もう少し焦らせてやったほうがいいんじゃないかなとも思うのですよね（まあそれでも一〇年前と比べればだいぶ進歩していますが）。

長くなりましたが、安楽死制度を適切に運用するための三つの課題の1：「緩和ケアの発展と均てん化」についてはこれくらいにしたいと思います。

次からは2：医療の民主化、そして3：「患者の権利法」の制定、についてお話していきます。

論点：日本社会は、安楽死制度を運用できるほど「成熟」していないのではないか？

さて、前項までの論点は、「安楽死制度は必要性があることは事実。考えるべきは『どう運用するか』『いつ制度化可能か』である」でした。

それに対し、僕が示した大前提は「まず全国において（ある程度のレベルで）緩和ケアが発展し、均てん化すること」であるといった話をしてきました。

では次に「医療の民主化」というテーマについて解説していきましょう。

今、世界的には「生老病死に関わる問題を医療者から地域住民の手に取り戻そう」という流れがスタンダードになっています。

一九七〇〜八〇年代の欧米圏において、「健康は医師や専門職の手のなかにあるのではなく、すべての人の責任である」という「ニューパブリックヘルス」(New Public Health)の考え方が提唱されると、市民運動として広がっていき、自分たちの暮らす地域を自らの責任をもって支え合っていこうという活動が増えていきました。

また、医療社会学者のアラン・ケレハー(Allan Kellehear)が「人間が受ける苦痛のうち、診察室の中で解決できる問題は五パーセントに過ぎない。残り九五パーセントはすべて生活の中で生じる」と述べたように、病の体験とその苦痛は病院や医師だけで解決できる問題ではない、という考え方は緩和ケアの分野にも影響を与えてきました。

つまり、ブログの登場によって「出版の民主化」が起こったように、仮想通貨の登場によって「金融の民主化」が起こったように、医療分野もまた医師たちが独占してきたその情報と決定権が、市民たちの手に解放されることによって「医療の民主化」が起こってきたといえるのです。

さて、安楽死制度を求めるためには、この「医療の民主化」が社会的に普遍化していることが大前提となります。少し想像してもらいたいのですが、これまでのように「医師が医療に関する情報と決定権を独占している世界」において、安楽死制度を適切に運用することは可能でしょうか？

　もちろん、こころある医師に当たれば、安楽死制度も含めてあらゆる選択肢を検討し、患者にとって最適な解を「選んでくれる」かもしれません。しかし一方で、「親ガチャ」ならぬ「医者ガチャ」によって外れを引いてしまった患者さんにとっては、望まない安楽死、または望まない生の強要、どちらもやはり「選ばれて」しまいますし、それに逆らえないよう、持っている情報の非対称性を利用されて、巧みに説得される可能性だってあるわけです。そのような状況では、安定して安楽死制度を運用できるとは言いがたいでしょう。

　医師が医療情報と方針決定権を独占する社会から、患者さん自身が主体となる社会へ。医師や書籍、ネットなどから医療情報の提供と選択肢の提示を受けながら、自らの行き方と照らし合わせて自ら方針を決定していく。それが「医療の民主化」が実現した社会と言えます。

　では、現在の日本ではどうでしょう？　この「医療の民主化」は実現している、と言えるでしょうか？

成人の発達段階にはまだ先がある

僕が以前、ある「安楽死制度を考える」会合に出席した際、同席していた社会学者の方が興味深い表現を用いていました。

「私たちの社会は、いずれ成長して、安楽死制度を『獲得できるくらい成熟』する」

一言一句は異なりますが、このようなニュアンスで語られていました。僕はここで「獲得」という言葉が使われたのが興味深かったのです。ちなみに、その社会学者も、現時点での安楽死制度の実現には反対という立場でした。つまり、彼の言葉を反対にすると「現在の日本は、安楽死制度を獲得できるほどに成熟していない」となります。

では、どういった部分において僕たちの社会は「成熟していない」といえるのでしょう。

皆さんは「成人発達理論」をご存じでしょうか。

今では、大人になってからも知性や考え方が成長を続けるというのは当たり前の考え方になってきていますが、一九八〇年代以前は「大人になってしまったら、心は成長しない」と、成人の発達を疑問視する考えが常識だったのです。

しかし、ハーバード大学教授で組織心理学者であるロバート・キーガン（Robert Kegan）らの研究によって「人は生涯を通して成長し続ける存在である」という見解が常識となっていったのです。

この成人の発達理論は、今日の日本においてはリーダーシップ論やビジネス書などで取り上げられることが多いのですが、ここで僕が着目したいのは、「成長には段階がある」の部分です。

キーガンらによる「知性の発達の三段階」として、

1：環境順応型知性
2：自己主導型知性
3：自己変容型知性

があることが、その著書『なぜ人と組織は変われないのか』（英治出版）で紹介されています。

それぞれを簡潔に説明すると、下記のようになります。

1：環境順応型知性

これは、自らが周囲からどのように見られ、何を期待されているかによって自己が形成される段階とされています。つまり「忠実な部下」のイメージであり、もちろんこの知性は集団で行動する際に結束して動きやすいというメリットもあるものの、「他の人と足並みを揃えよう」「上の人の良いようにしてもらおう」となって、集団全体としては浅い思考になりがちといえます。

日本を含むアジア圏では、この集団思考による判断をする面が大きく、よって「日本は全体として環境順応型知性の段階にとどまっている」という指摘もあります。

それに対するのが、次になります。

2：自己主導型知性

この段階になると、自分自身の中に「軸」となる判断基準を確立し、周囲の状況を判断して自ら選択を行えるようになります。つまり、この段階にまで発達すれば、「みんなはそう言っているけど、私はこちらが正しいと思う」と、自律的に行動ができるようになっていくということです。

一見すると良さそうに思えるこの段階ですが、限界もあります。それは「自分の考えは正しい」と、その「軸」に固執する場合が多くみられる点。昨今のＳＮＳなどで、よく見かける光景があります。確立した自己「軸」が、世間一般的に誤りだとしても「間違っているのはそちらだ」と耳を傾けない。また一時的には真理であったとしても、年月を経るごとに時代遅れになり、変化が必要なのにそれを受け入れない。

本来であれば自己がコントロールする「軸」に、意識すべてが支配されるようになってしまう……それが自己主導型知性の限界とされています。

3：自己変容型知性

この段階になると、「世の中に一〇〇パーセント絶対に正しいことなどない」と理解し、反対意見や矛盾を受け入れて、自らの「軸」を変容させることができるようになります。これはつまり、自らの判断基準は確立しているものの、同時に「自らも不完全な存在である」ことを受け入れ、変化し続けることを厭わない知性といえます。

ある時期には「正しい」とされていたことでも、数年たって時代遅れになれば、新しい価値観にアップデートすることに躊躇《ちゅうちょ》がありません。それは、自らを客観的に見つめ続ける視点があることと同義といえます。

安楽死制度を運用していくためには、少なくとも国民の多くが「2：自己主導型知性」

の段階まで獲得していることが必要となります。それがつまり「医療の民主化」につながるわけです。

先に述べたように、日本ではいまだ「1：環境順応型知性」を行動規範としている面が多々見られます。日本古来の文化や教育が、1の知性を持つ人間を大量に養成するほうを良しとしてきた影響もあるのでしょう。近年では、若い世代を中心に徐々に変化してきている面もありますが、「医療の民主化」を実現できるほど成熟しているとは言いがたいのが現状です。

もちろん、アジア文化圏においてはそのようなあり方を社会が選んできた歴史があるわけで、それを急に変化させていくことは孤立や分断を強めてしまう側面も危惧されます。

個人的には、欧米型の価値観が絶対的・最善ではないと考えられるようになってきた昨今において、アジア文化圏が育ててきた価値観を大切にする方向を選んでいくことも悪くはないのではないかとは思っています。

ただ、日本において2や3の知性を良しとする流れが育ってきていることも事実で、外来で診療していると「医師の在り方は成長していないのに、患者側の自律性は変化した」と感じる場面が多々感じられるようになってきました。その意味で、「医療の民主化」は徐々に進んできているといえますが、安楽死制度を運用できるほどの域に達するためには教育や啓発といった取り組みを加速させていく必要があるといえます。

しかし、「医療の民主化」が進んで、国民が自ら「軸」となる判断基準を持ち、医療者からの情報や助言を受けながら自らの生きる道を選んでいくことができるようになったとしても、本人の決定に医師や家族が異を唱え、方針を曲げさせることが往々にして発生する恐れがあります。

そこで、その「本人の意思」を守るために「患者の権利法」の制定がまず必要ではないか、というのが次の論点となります。

論点：患者の自己決定権は、十分に保護されているといえるか？

本章は少し長くなってきていますので、ここで一度おさらいします。

僕がこの章でこれまで述べてきた、「安楽死制度を求めるために必要な三つの課題」。一体それらはどんな内容だったか覚えていますか？

1：緩和ケアの発展と均てん化
2：医療の民主化
3：患者の権利法
でした。ここからはいよいよその最後の3についての話となります。

「患者の自己決定権」は保証されているか

僕は「医療の民主化」の項で、安楽死制度が運用されるようになるためには、最低限、国民全体における自己主導型知性の獲得が必要、という話をしました。

今、安楽死制度が始まってしまったら、よく批判される日本文化圏の特徴である「同調圧力」によって、本来ならば死を選択するつもりがなかった人が、死に追いやられてしまうおそれがある。そうならないよう、周囲の意見や状況にかかわらず、患者自身が自らの生き方を主体的に決めていくことが当たり前という知性を獲得していく必要がある、ということです。

しかし一方で、そのように患者が「自らの生き方を自ら決める」ことが当たり前になったとしても、その決定を誰が守ってくれるのでしょうか？ **現時点では、患者本人の決定**

を法的に保護するものは存在しないのです。

もちろん、憲法第一三条に「個人の尊重と公共の福祉」が掲げられ、「すべて国民は、個人として尊重される」とされているので、一般的に医療現場においても患者の自己決定権は尊重されるべきものとされているのは事実です。

しかし、医療の現場では往々にして、

「患者であるあなたが希望しても、そのような治療方針は医師の私は受け入れかねます」

「一分一秒でも長く生きるのが家族の願いなの。お願いだから先生の言うこと聞いて？」

など、医師や家族などの周囲がいとも簡単に患者さんの自己決定を覆そうと試みてきます。そこではまるで、「患者の自己決定」と「正当な医療行為」そして「家族の感情」が同等の重さを持つもののように天秤にかけられているのです。

仮にその秤の決定によって、「正当な医療行為」が「患者の自己決定」をくじいたとしても、罰則も何もありません。つまり、患者の「安楽死を求める」意思についても、医師や家族が容易に侵害できてしまうのです。

患者の「権利」の歴史の前には、医師をはじめとする医療従事者の「義務」の長い歴史があった。これは、いわゆる「ヒポクラテスの誓い」として古代から連綿と受け

継がれてきた伝統的なものであるが、ここで想定されているのは、病人やけが人に医師たちが医療を提供する「義務」であり、患者の側の「権利」ではない。「義務」が行き過ぎると、結果的にパターナリズムに陥ることにもなり、患者の「権利」とは真っ向から対立することもあり得る。

（林かおり、ヨーロッパにおける患者の権利法、『外国の立法』、２００６）

この状況を打破するために必要なのが「患者の権利法」です。どのような医療を受けるかについての決定権は、拒否する権利を含めて、患者自身に帰属するものとして保障されなければならないことを法的に保証する必要があるのです。

そもそも、「患者の権利法」はすでにさまざまな形で世界各国で制定されています。代表的なものとしては、スウェーデンの保健医療サービス信頼委員会法（一九八〇年）、フィンランドの患者傷害法（一九八六年）、イギリスの保健記録アクセス法（一九九〇年）など。一九九一年には、イギリスにて最初の患者憲章が制定され、一九九二年には初めての独立した患者の権利法がフィンランドで誕生しており、その後もアイスランド、デンマーク、ノルウエーなど各国で、患者の権利法の制定が続いてきています。

この流れを受けて、日本では一九八四年に患者の権利宣言全国起草委員会による「患者の権利宣言案」、一九九〇年に日本医師会による「『説明と同意』についての報告」、一九九一年に日本生活協同組合連合会医療部会が「患者の権利章典」、また患者の権利法をつくる会が「患者の諸権利を定める法律要綱案」を取りまとめました。

そして、ついに一九九七年には医療法が改正され、「医師、歯科医師、薬剤師、看護師その他の医療の担い手は、医療を提供するに当たり、適切な説明を行い、医療を受ける者の理解を得るよう努めなければならない」、つまり「インフォームドコンセント」が法的に明文化されたのです。

しかしいまだ、日本においては「患者の権利法」は成立していません。

二〇一〇年に、日本医師会医事法関係検討委員会がその答申として「『患者をめぐる法的諸問題』について――医療基本法のあり方を中心として」を取りまとめ、公表されていますが、この中では「患者の権利法」ではなく「医療基本法」の制定をまず目指すべきとされています。

医療における原則を定めた法規範として、いわゆる「患者の権利法」を制定すべきであるとの議論も根強く存在する。本委員会としても、患者が医療を受ける際に行使しうる一定の権利を有していることに異論を挟むものではないが、一方当事者の「権利」のみを規定した法律を制定することは、法政策としての均衡を失し、かえって医師・患者間の信頼関係に悪影響を及ぼすことが懸念される。真に豊かな医療を実現するためには、まず医療の理念、医療政策の哲学を明確にしたうえで、関係者の権利と義務・責務について、その基本原則を提示するという法のあり方が望ましいものと考える。(「『患者をめぐる法的諸問題』について――医療基本法のあり方を中心として」)

そして、医療基本法とは規範を示すための法であり、罰則規定を設ける性質のものではないことも示されています。

皆さんは、この答申を読んでどのように感じるでしょうか？　先ほど僕が、引用した一節、

患者の「権利」の歴史の前には、医師をはじめとする医療従事者の「義務」の長い歴史があった。

(前掲：林 2006)

その意味をどう感じますでしょうか？　これもまた、一つの論点になるところだと思います。僕なりの見解を示すことは、ここではあえてしませんが、引用した林かおりさんの

文章がその後、どう続くのかを記しておきます。

「医療を提供する『義務』」は、やがて「医療を受ける『権利』」へ、「秘密を守る『義務』」は「秘密を守られる『権利』」へと読み替えられるようになった。こうした「医師の『義務』」から「患者の『権利』」への読み替えが社会全体に認知されていく過程が、患者の権利の全体の歴史の流れといえる。（前掲：林２００６）

ポジティブ・リストとネガティブ・リスト

「『患者をめぐる法的諸問題』について——医療基本法のあり方を中心として」において、患者の権利法ではなく医療基本法の制定を目指す理由の一つとして、当事者（患者）の権利のみを規定した法律を作ることへの危惧が示されているのはなぜなのでしょうか。

同文の中に、その一端が垣間見える記述があります。「２『患者』に関する法的考察」の中、「(３) 患者中心の医療を実現するために関係者が果たすべき役割」において、患者の権利は保護されるべきであると述べる一方で、患者の責務についてこれまで十分に議論されてこなかったと指摘しています。

つまり、

「治療、療養にあたり医師の療養上の指導、指示に従うこと」
「診療料金を支払うこと」
「急変時を除き、受診の際は、医療機関が定める診療時間、予約システム等に従うこと」
「自ら摂生を心がけ、常に自身の健康状態に関心を払うこと」

などについては、患者が最低限守るべきルールとして当然に承認されるべきである、としているのです。

そして、続く文章でこれらルールを超える過度な要求を患者側から受ける懸念が示され、それがゆえに「患者側の権利を法的に（一方的に）擁護する法制定は均衡を崩す」おそれが示されているように読めます。

これは、安楽死制度の運用に対しても大きな影響を与える懸念といえます。

もし、患者の権利法に基づき、安楽死制度の利用を患者側が欲したとき、その自己決定権が一方的に擁護される状況では、医師側がその要求を拒否できる根拠が失われてしまいます。つまり、診察室において患者が「今この場で安楽死を施してほしい」と請求した場合、医師側にそれを拒否する根拠がないばかりか、法に基づき罰を与えられる可能性もあるということです。

では、海外においてはこの課題をどのように解決しているのでしょうか?

たとえば、オランダでは独立した「患者の権利法」はなく「医療契約法(民法・契約法の一部)」がその役割を担っていますが、その運用においてポジティブ・リストとネガティブ・リストでは扱いが異なるとされています。

ポジティブ・リストとはつまり「患者側から医師側に『○○をしてほしい』とする行為」のこと。それに対しネガティブ・リストとは「患者側から医師側に『○○はしないでほしい』とする行為」です。そしてオランダでは、ネガティブ・リストについては必ず守らなければならない義務が医師に求められますが、ポジティブ・リストについては医師側に拒否権が認められています。

具体的に例を挙げると、患者側が標準治療外の抗がん剤治療を行ってくれ、と依頼しても医師は断ることができますが、逆にその患者に対し医師が標準的抗がん剤治療を強制することもできない、という構図です。

これは、一見すると現在の日本でも普通に行われていることではないか? と思えるかもしれませんが、実際の医療現場においては「患者が望まない医療行為」が横行している現状は多々あります。

たとえば、意識はしっかりしているが体が動かない病状の患者に対し、患者が「もうこんな状態で生きている意味はない。胃瘻《いろう》からの栄養を止めてほしい」と望んだとしても、医師や家族は「栄養を取らなければ死んでしまう。あなたの命を守ることが最優先」などと言って胃瘻栄養を継続するでしょう。

日本の現行の法律では、このような医療行為を行ったとしても罰せられることはありませんが、オランダなら明確な法律違反とされるということです。「患者の権利法」の議論をしていく中で、まず**最低限ネガティブ・リストが尊重されることを当たり前としていく**必要があります。

日本において、この「患者の権利法」を成立させ、患者さんの自己決定権に法的根拠を持たせることは安楽死制度を運用するうえで重要です。先に述べたように、患者さんの生き方を示す意思に対し、医師や家族などの他人が簡単に侵害できてしまう現状では制度を安定的に運用できません。

また、「患者の権利法」を制定していくための議論は、**医療の主役は医療者でも、また家族でもなく、患者さん本人である**のだという意識を広く国民の中に育てることにもつながります。この「人権を求める運動」の先に「安楽死制度を求める運動」があると僕は考えています。

3

安楽死と余命の関係

論点：安楽死制度に「余命要件」「疾病要件」を盛り込むべきか

前章では、「安楽死制度を求めるために必要な三つの課題」、
1：緩和ケアの発展と均てん化
2：医療の民主化
3：患者の権利法
についてお話してきました。

では具体的に、この三つの課題を日本でどのように解決していけばよいのか？　についてさらに考えてみましょう。

そもそも大前提として、

「安楽死を求めているのは国民の多数派ではない」

という事実を認識しておく必要があります。

こう言うと、

「いや、世論調査で安楽死制度に賛成する国民は七〇パーセント以上という結果もある。安楽死制度賛成派は多数派だ」

と反論なさる方がいらっしゃるかもしれません。しかし、その「七〇パーセント」の中には、

1：心から安楽死制度の実現を求めている層

2：安楽死制度ができるなら、その結果は受け入れても良い層

3：本当はどうでも良い（自分には関係ない）と考えている層

などが入り混じっています。また、この中に「安楽死＝安らかで楽な死であり、それ以外の死＝苦痛に満ちた死」と誤った理解が定着した結果として「安楽死に賛成」している方が多く含まれていることも事実です。

これはまた別の章で詳細に議論したいと考えていますが、オランダでも全死因のうち安

楽死を利用するのは五パーセント前後、日本の調査でも実際に終末期の状況において緩和ケアを受けながら「それでも死を早めたい」と考えるのは一〇パーセント程度と報告されており（Morita T, et al. J Pain Symptom Manage. 2004; 27: 44-52.）、「1」の層、つまり「自分ごととして安楽死制度へのニーズがある」方々は全体から見ればマイノリティとなっている構図をきちんと認識すべきです。

安楽死制度実現のためには、「安楽死制度を求めるために必要な三つの課題」を解決し、社会に実装するべく「運動」を行っていく必要がありますが、上記の三つの層のうち、その運動に積極的に参加してくれるのは「1」と「2」のごく一部でしょう。

つまり、国民の仮に一〇パーセントほどが「（狭義の）賛成派」であり、その一方で絶対に安楽死制度実現を認められない反対派もおそらく一〇〜二〇パーセントおり、そして残りの七〇〜八〇パーセントがほぼ無関心な層である。

もちろん、この無関心層は広い意味で言えば賛成へと傾く傾向が強いと思われるので、「国民的議論になりさえすれば」、安楽死制度実現に向けて一気に潮目が変わると思います。

ただ、国民的議論に行き着く前段階で、賛成派と反対派が拮抗している現状では、無関心層が動くことはないでしょう。

少し話がそれますが、そもそも日本ではマイノリティの人権に関して、反対派がそれを侵害し続けていても多数派は何とも思わない、という構図になっている事例が、歴史上現在に続くまで繰り返されています。

例をあげると、同性愛者の婚姻問題や夫婦別姓問題などがそうです。同性愛者や、夫婦別姓を求める方々はマイノリティですが、国民の多くは無関心といえども「別に反対はしない」立場ではないかと思います。ただ、強固な反対派の声が大きく、制度化を求める声と拮抗してしまう結果、潮目は変わらず無関心層が動かされることがないという状況が続いています。

僕は個人的に、この二つの問題について「日本人がマイノリティの人権に対しどういう意識を持っていて、どのように行動するか」という点で注目しているのですが、一向に解決に向かわない現状を見る限り、安楽死制度実現への道も遠いのではないかと思ってしまいます。マイノリティの人権に対し――強い言葉になりますが――「極めて鈍感」である、と言わざるを得ません。

「安楽死制度実現を求める運動とは、人権運動である」

この前提を共有したうえで、「余命要件」と「疾病要件」の話に移っていきましょう。

時間をかけても適応を広げるか、なるべく早く実現することを優先するか

これまで述べてきたように、安楽死制度賛成派はマイノリティであり、それを求める運動とは人権運動です。そして、この運動を進めるのにネックとなるのは、いわゆる反対派の存在です。

賛成派と反対派は、おそらく数（発言ベース）のうえで後者のほうが多く、また社会的権力を握っている層も多いのが現状です。安楽死制度を求める当事者や支援者の声も、時々取り上げられることはありますが、一時的な発信に留まる場合が多いうえ、「両論併記」という形で反対派の意見によって相殺され、無関心層へ訴求する力はほぼ失われています。

この現状に対して取るべき戦略はいくつかあると考えられますが、「反対派の取り込みまたは切り崩し」はその一つとしてすぐに思いつくものでしょう。そして、この戦略を採用するためには「反対派」とされる人たちがどのような対象なのかを知る必要があります。敵を知り、己を知れば百戦危うからず、なのです。

ここで、反対派をそれぞれが「所属する属性」で定義してしまうと、戦略の本質を見誤ります。一般的に「安楽死の反対派」というと、医師や患者団体、またはその支援団体などが挙げられますが、「医師」だけを取り上げてみても、全員が一様の価値観を持っている

かと言えばそうではありません。安楽死制度に賛成する医師がいることも事実ですし、「条件付きであれば」認めるという医師も多いのです。

ここで重要なのは、その「条件付きであれば」の部分を知ること、です。この「条件」を広くすればするほど、反対派と言われる方々は増えますし、「条件」を絞るほど反対派は減ります。つまり、一般的に「反対派」と言われている人たちというのは、その実は流動的であり、簡単に取り崩せる部分をもった集団でもあるということをまず念頭に置いておくべきです。

そのうえで、「では、反対派がこだわる条件とは何か？」を考えていくのがこの章の論点となります。これから、多くの「条件」について論点としてあげていきますが、ここではまず「余命要件」と「疾病要件」について考えてみましょう。

まず「**余命要件**」とは、安楽死制度を運用するうえで「余命〇〇か月以内と医師から診断されたものに限る」という要件を設けるか否か、という論点です。

余命要件を設ければ、たとえば死期が迫った患者に対し、十分な緩和ケアを行ったとしても苦痛が緩和できない際に安楽死を行うという選択肢が生まれることになります。

一方で、神経難病や認知症のように、身体的・精神的機能が十分ではなくなった後も余命が長く続くことが多い疾患の場合は、この余命要件が設けられてしまうと安楽死制度の対象から、その死期が迫るまでは除外されてしまうことになります。精神疾患による安楽死制度適応も当然のように除外されます。

余命要件の設定は、安楽死制度を運用するにあたり、その対象者を大きく絞ることになる一方で、「本当は死を望んでいない患者を死に追いやることになる」といった、よくある反対理論を封じ込めることに寄与するといえます。つまり、この余命要件があることによって、まだ十分に生きる時間がある人を、安楽死制度の濫用から守る、という意味合いを持っているということです。

また、「疾病要件」とは安楽死制度を適応する疾患を、いくつかに特定してしまう、という論点です。この意図するところは、「安楽死制度を求めるために必要な三つの課題」で取り上げた、緩和ケアがどの程度いきわたっているかによって安楽死制度を適用しても安全かどうかを判断する、という意図があります。

日本国内において、少なくとも現状では「がん」と「非がん疾患」に対する緩和ケアリソースは大きな差があります。「がん対策基本法」に基づき、二〇年近く緩和ケアの充実に取り組まれてきたがん領域は、マンパワー的にも社会制度的にも他疾患の終末期ケアより数歩は進んだ仕組みが構築されています。

つまり、「がん」と「非がん疾患」では終末期ケアに「差がある」状況なのです。こういった状況の中で、疾病要件を設けずに安楽死制度を運用してしまえば、結果的に「緩和ケアが不十分であるがために苦痛が取り除かれず、結果的に安楽死制度で死を早めてしまう」事例が多発する懸念があるということです。

そうであるならば、国内で比較的緩和ケアリソースが充実しているがん領域でのみ、安楽死制度の運用をスタートしてみて、そこでの課題の洗い出しや手順の確認などを行っていくことで、将来的に他の疾患へも対象を広げていくべきではないか、という考え方があってもよいと思います。この疾病要件も、対象となる人を絞ることによって、反対派の当事者となる方を減らすことに寄与するでしょう。

では、この余命要件と疾病要件を設けることにどのような利点があり、逆にどのような問題点があるのかを洗い出していこうと思います。

まず、大前提として（再確認ですが）「余命要件」と「疾病要件」を安楽死制度に付与することの最大のメリットは「反対派の数を減らすことができる」点です。

たとえば、「安楽死制度を利用することができる人は余命半年以内と診断されたものに限る」とか「がんの終末期と診断されたものに限る」という要件を設ければ、その要件外の事柄を理由として反対意見を述べていた人たちを、議論から遠ざけることができます。反対派の声が小さくなることは、安楽死制度を成立させることの近道になるでしょう。

また、適応範囲を広めにとる（つまり対象者の数が膨大になる）よりは、対象者に最初から制限を設けておいて、「小さく始める」ほうが、制度を円滑に運用するうえで楽であったり、制度上のエラーが後々に見つかったとしてもその修正コストも小さく動かすことができます。

これは、「運用」という点だけから見れば理にかなった選択肢であり、あらゆる商売を参考に考えてみても「小さく始める」ことから開始して試行錯誤を重ねながら徐々に大きく育てていく、というのは常識といえるでしょう。

ただ、先に述べたように安楽死制度は人権問題なので、運用のことだけを最優先に考えて良いのか、については分けて考えなければなりません。あくまでも、多方面から制度を考える場合の「視点の一つ」くらいの意味合いです。

適用外となった集団からの批判へは

また、安楽死制度を「余命要件」「疾病要件」で限定すると、逆に「その範囲に入れなかった集団」から必ず批判が出ます。

たとえば仮に、安楽死制度を利用できる要件を「がんの終末期で余命六か月以内と医師から診断書を交付されたもの」と限定したとしましょう。

この場合、がん以外の疾患の方や、余命が半年以上残っていると予測される方には安楽死制度を利用できる道が閉ざされることとなります。実際に、この集団の中に安楽死制度の適用を待ち望んでいた人がいた場合、「このような差別的対応を受けるのは納得できない」と抗議の声があがることは想像にかたくありません。しかし、その抗議の矛先を、安楽死制度の対象となった患者たちやその制度化をした側に向けるのはお門違いです。

僕は先ほど、「余命要件」「疾病要件」で対象を絞るメリットとして、対象外となった疾患や条件に関する反対派を退けられるということがある、と述べました。

よって、これらの要件によって「範囲に入れなかった方々」が抗議し、議論を闘わすべきなのは、それら「反対派の方々」なのです。彼らが反対しているから、そうした方々が安楽死制度を利用することができないわけです。闘う相手は要件により利用が叶った人々、あるいは要件により利用を制度化した側ではないのです。

すべての国民を対象として「よーいドン」で制度を進めようと、完璧な制度を作り上げようと考えるから、いつまでたっても制度化の兆しも見えない。そうであれば、全国民を対象とせず「部分的に優先して進められそうなところから」進めましょう、という考えがあってもいい。たとえば「がん」「余命六か月以内」の条件下での制度運用は粛々と進めつつ、それ以外の領域については「各々の賛成派・反対派で議論を進めてもらって」折り合いがつく着地点が見つかったら制度に組み入れていく、というやり方もあってもよいということです。

日本における「四要件」は余命要件を求めているが……

ちなみに、日本国内で安楽死制度の運用を考えていくうえで、現在最も法的に有効性のある考えは、横浜地裁が示した四要件、つまり

1：患者が絶えがたい肉体的苦痛に苦しんでいる

2：患者は死が避けられず、その死期が迫っている
3：患者の肉体的苦痛を除去・緩和するために方法を尽くし、他に代替する手段がない
4：生命の短縮を承諾する患者の明示の意思表示がある

ですが、ここでは「2」において「余命要件」への言及があります。

ただし、諸外国での安楽死制度では「余命要件」を設けていないものも多く、認知症や神経難病など余命が比較的長い状態での安楽死制度適用も可能となっています。

さて、本書では「何が正しいのか」を紙面上で明らかにするものではなく、「論点を整理して議論を円滑とし、制度化についての不毛な言い争いを減らす」ことを目的としています。

よって、ここで「横浜地裁が示した基準があるから余命要件は必要だ」とか、「いや海外ではそんな要件がなくても運用できているのだから制限は必要ない」と結論づけることはしません。

ただ、一言付け加えさせていただけるのであれば――この四要件は日本での安楽死制度を議論する際に必ずと言っていいほど取り上げられる基準ですが、これはあくまでも「地裁判決」であって、これ以上の司法判断をされた判例が存在しないために用いられている

に過ぎない、といった事実は押さえておいてよいと思います。

一方で、海外でうまくできているから日本でもうまくできるはず、というのは根拠としては弱いことも事実です。なので、日本においてはまったくフラットな視点から議論を立てていくほうが健全のように僕は思っています。

そして、この「余命要件」「疾病要件」は、どちらかといえば実際の運用を行っていくうえでの「枝葉的な」テーマとも言えますが、賛成派の方々にとっては議論を行ううえで反対派を封じる手札の一つとして使えることを覚えておいてほしいのです。それは今後またテーマにあげていきますが**「年齢要件」**についても同じことが言えます。

たとえば「私の知っている○○病の方の場合は……」とか「子どもへの制度適応は……」など、対象者を広げて、または制度化が実現したときに野放図に対象者が拡大していくことへの懸念（いわゆる滑り坂問題）を出して反対派が議論を仕掛けてきたときに「では、その対象者については法的に対象外とするように要件に盛り込みましょう」と返すことで、このような拡散しがちな議論を締めることができます。

さて、ここまでお読みいただいた皆さんは、この「余命要件」「疾病要件」はあったほうがよいと思いますか？

まとめ　「余命要件」と「疾病要件」

・「余命要件」「疾病要件」を設けたほうが、安楽死制度の実現は多少なりとも「早くなる」効果は見込める。
・一方で、その要件の対象外となる方々は希望しても制度適応とならないため不公平感がある。
・不公平感のみならず、「法の下の平等」に反する恐れがあり、法的にも許容できないかもしれない。ただ、全国民対象にこだわれば制度化は長期化する、あるいは実現不可能となるかもしれない。
・「段階的承認」を容認して、社会的体制が整った集団から漸次的に適応範囲を広めていく、という戦略は選択肢としてあり得るのでは。

4 安楽死を行うのは誰か

論点：安楽死を実行／介助する資格を全国の医師全員に認めるべきか

安楽死制度が実現した場合の運用を考える際、「**誰が安楽死を実行するのか**」の問題が常に付きまといます。

海外においては、基本的に医師が実行（処方）する運用ですが、やはり医師によって「私は自らの患者に安楽死を行うことを拒否する」と宣言される方もいるようです。

おそらくは日本においても、安楽死制度の運用が開始された場合に、それを積極的に行っていこうとする医師はかなり限られてしまうことが予測されます。日本ではこれまで、医師だけでなく市民の間でも「一分一秒でも長く、命を永らえさせること」が重視されており、それに添うような実践や教育が行われてきたためです。

最近になってようやく、緩和ケアや個人の尊厳の名のもとに、治療を差し控える行為（消極的安楽死）が許容され始めていますが、それはあくまでも自然死を邪魔しない範囲で、さらに寿命が一か月前後に限られていると予測される場合に限定されています。それ以上の予後が残っていると予測される場合で、意図的に治療を差し控えることは医師の感覚からは強い反発を生む場合がほとんどでしょう。

さらに、「余命が一か月程度に迫っていて、治療による延命効果が見込めない」ことが医学的にわかっていたとしても、「せめて点滴くらいは」「せめて○○の薬だけは」と、医療行為を継続してしまうこともまだまだ多く認められます。

「治療の差し控えは許容され始めている」とは言っても、すべての治療行為を引き上げて、「何もしない」状態にすることには耐えられない、という医療者がほとんどなのです。

そこにはやはり、「患者さんに苦痛を与えるような治療は控えるけど、そんなに負担がからない治療なら、それをすることでもしかしたら少しでも良いことがあるのではないか……」という医療者に課せられた「呪縛」のようなものが見えてしまいます。

このように、「治療の差し控え＝自然死」について、本人含め皆が納得しているにもかかわらず、それでも何かの治療を行いたがる医療者が大多数、という構造の中で、「意図的に寿命を短縮する」安楽死制度に積極的に加担する医療者が多いはずがないのです。

もちろん、一〇人に一人ぐらいは、（それが不本意であったとしても）安楽死制度の運用に関わろうとする医師もいるでしょう。しかし、その医師が「公平・中庸」の思想を持っている医師であるという保証はありません。

「一分一秒でも命を永らえさせる、そのためには患者が苦しもうが何でもする」という極端な思想を持つ医師が一方にいて、反対側の極端には「苦痛がある患者にはすぐに安楽死制度を適用すべきだ」と考える医師が出てきても不思議ではありません。

そうなってしまうと患者さんは、担当になった医師によって大きく寿命が変わることになってしまいます。もちろん、現在においても担当医の力量などによって、患者さんの寿命に差が出ることは否めませんが、多くの分野において「標準治療」があり、それを規定したガイドラインなども整った現代においては、見て取れるほど大きな差として現れてはいないはずです。

しかし、安楽死制度の運用が、各医師の「思想」に依ることになってしまうと、本来であればもっと生きられたはずの人が「安楽死制度の適応」とされて……という例が頻発する恐れがあります。

安楽死制度を運用する資格

もちろん、安楽死制度を運用するための条件を厳格に定め、担当した医師の「思想」が容易に入り込めないようにする方法はあります。しかし、少なくとも日本において、医師が下した診断や処方のもつ権限はかなり強い法的効果をもっており、また社会的にも医師が「この苦痛は緩和困難にて、安楽死制度適応が妥当」として患者さんや家族に説明を行った場合、その方針を覆せる方は多くはないでしょう（そもそも説明が巧みであれば覆そうという気にすらならないだろうし、実際に今苦痛がある中で「苦しくてもこのままが良いです」と言える患者さんはごく少数でしょう）。

実際、宮下洋一さんが書かれた『安楽死を遂げるまで』（小学館）でも、担当となった医師によってその決断が大きく左右され、結果的に何十年も寿命が変わってしまった患者さんの例が紹介されています。

（安楽死に反対するある医師の発言）

「誰もが罹患する可能性のある糖尿病を例にとってみましょう。この病は生活習慣病の延長線上にありますが、ひと度インシュリン投与を止めれば、即、余命は半年程度に縮まってしまいます。そうすれば、患者は末期として扱われ、たちまちオレゴンでは自殺幇助の対象となります。法がある限り、住民にとって自殺幇助は遠い世界の話ではありません。（中略）治療を断った時点で、末期になるのです」

「（安楽死の）推進派は、医学の発展に反する行為をしていると思います。彼らのサイトには、薬物治療の拒否を患者に促すマニュアルさえある。彼らは、患者が死を選択するよう操っている、いわば、洗脳しているんですよ」

宮下洋一『安楽死を遂げるまで』（ ）内は筆者追記。

完全に客観的指標に則ってしか、安楽死制度が運用できないようにできるならまだしも、人間の「思想」や「人生観」、また「苦痛」という測定不可能なパラメータを、この制度の運用に用いなければならない以上、恣意的に患者さんの寿命が大きく左右される可能性は排除できないでしょう。

それならば、医師に対し、その思想や能力を客観的に評価できる指標を作成し、適性があると認められた医師にのみ「**安楽死制度を運用する資格**」を与える、とするのは一案かもしれません。要は、思想的に偏りがある医師や、逆に、絶対に安楽死制度に関わりたくない医師にはその資格を与えないということです。

資格化することによって、医師は担当している患者さんからの「私に安楽死制度を適用してほしい」との訴えを「資格を持っていない」と断ることができるため、無用な葛藤に悩まされることが少なくなるでしょうし、また、簡単に患者さんを死に追いやってしまうような傾向のある医師を排除することにもつながるでしょう。

ただ、資格化することによって、ただでさえ全国的に少ないと予測される「安楽死制度を運用できる医師」がますます希少になります。それぞれの地域で「安楽死制度を使いたいけど、今の主治医は資格を持っていない。どこの誰に相談すればいいのかわからない」という問題が生じないように、資格を持つ医師の情報は広く開示されるべきですし、その情報の周知も行う必要があるでしょう。

また、オランダのように「安楽死デリバリーチーム」を地域の中に作るのも必要になるでしょう。

オランダは家庭医療の発展している国で、安楽死制度を利用する場合も基本的にはその家庭医（かかりつけの主治医）に相談し、実行してもらうことになるのですが、やはり医師の中には安楽死制度を運用することを拒否する方もいます。その場合に、この「安楽死デリバリーチーム」に連絡をすれば、主治医の代わりに安楽死制度の手続きを進めてくれ、そこに所属する医師が実行もしてくれる、という仕組みがあります。

さて、今回の「論点」について、皆さんはどう考えましたでしょうか。

もちろん、諸外国のようにすべての医師に安楽死制度を使わせる運用もありだと思いますし、患者さんが希望した場合に各医師が拒否ができないようにする運用方法を考えるというのもありかもしれません。

ただ、次に考えるべきは「そもそも安楽死制度を運用するうえで最も適した職業は医師であるのか？」という点です。

医師以外に安楽死が実行できる制度は存在しない

世界で安楽死制度を採用している国のうち、その実行に医師が関与しない制度をしいている国は、僕の知る限りでは存在しません。

安楽死制度を実行するにあたり、そのための薬を「処方」する権限が、基本的に医師にしか認められていない国がほとんどだからだと思います。他にも、余命や疾病の重大性、治療の可能性などについて総合的に評価できるのは医師に限られるため、その実行のプロセスに医師が関与しないことは、安楽死を希望する人にとって不利益が大きくなる恐れがあるというのもあるでしょう。

しかし、先にも述べたように、医師は単純な医学的判断のみで臨床を行っているわけではありません。医師も人間ですから、個人的な感情や信念、宗教的バックグラウンドなど多様な背景を持っています。当然ですが、それらによって治療方針は大きく揺るがされる、というのが普通です。よって、安楽死のプロセスに医師が関与したとしても、その医師がそもそも安楽死に「賛成」なのか「反対」なのかによって、大きく行く末が変わってしまう恐れがあります。それであれば、そもそもそんな不確かな「医師」などという存在に、生殺与奪の権を与えるべきなのだろうか？　という疑問が湧いてきませんか？

医師はあくまでも「生命の保護者」の立場を守るべき

そう考えていくと、安楽死実行のプロセスに、実は医師は不要なのではないか、という発想も十分に検討の余地があります。

医師はそもそも、患者の生命を短縮するという行為に拒否感を持っていることが多いですし、それが医師としては当然の倫理観と言えます。もう少し言えば、「医師は患者の生命をできる限り延長すること以外を考えるべきではない」ということです。

もし、医師に安楽死制度を実行する資格を与えたとしたら、ある患者では安楽死を実行し生命を短縮する一方で、別の患者ではできる限りの投薬を行い、生命を延長させる診療を、混合して行うことになります。その場合、どれだけの医師が、自分の中での倫理的整合性を維持できるでしょうか？　少なくない医師が、安楽死によって患者の生命を短縮することに罪悪感を覚え、そのまま精神的につぶれていくか、もしくは「自分が行ったことは悪いことではない、だって患者が望んだことだから」と責任を転嫁し、医師としての判断力の統一性が失われていくでしょう。

判断基準を持たない医師の診療など、一般的に危なくて信頼できません。具体的には「(私が) かわいそうだと思ったから、この患者は死なせてあげても良いと思った」といった発想に傾いていってしまい、本来であれば必要な治療を差し控えたり、患者さんを言いくるめて安楽死を希望するように誘導するようになってしまうかもしれません。

それであれば、医師にはあくまでも「生命の守護者」としての役割だけを与え、安楽死制度から遠ざけてしまった方がシンプルです。安楽死を希望する患者さんが目の前にいるのなら、その方向に行かないよう、医師として最大限の配慮や提案をする。それでも患者さん自身が安楽死制度の利用に向かうことは、それはそれで自由意志として尊重される、という関係性です。

そもそも、**安楽死制度への最も強大な反対集団は医師**なのですから、最初から医師を安楽死制度のプロセスから排除してしまったほうが、賛成派の方々にとっても良いことかもしれません。

ただ、安楽死を希望する方の病状の評価や精神鑑定といった医師しか行えない点では、関与は最低限必要にはなってしまうでしょう。しかしそれはあくまでも「客観的および中立な立場で判断をする」に留めるべきで、診断書を粛々と記載する、という役割のみを引き受けるということです。

医師が判断しない、では誰が?

では、医師が安楽死制度を実行しないとなると、誰がそれを実行すべきでしょうか?

現実的な案としては、裁判所が最終的な判断を行うというのが妥当な線かなと思います。

安楽死制度が法的に認められたという前提で、その実行について必要な書類を作成して、裁判所に申請し、不備が無ければ「許可証」が発行される。その「許可証」がある限りにおいて、薬局にて安楽死薬を入手することができる、という感じでしょうか。

もちろん、このシステムの場合、プロセスを順々に踏んで行って、さらに膨大な書類の準備が必要となるため、一定数で「本当は安楽死制度を使いたかったのに、手続きを勘違いしたせいで適応を受けられなかった」人が発生すると考えられます。

よって、この手続きをサポートする代行業者などが生まれていくでしょう。手続きを失敗すると、制度の性質上後戻りすることはかなり難しいでしょうから、高額で業者に依頼する方がリスクが少ないと判断されるかなと。ただ、業者も絶対にミスが許されないから、そんなリスクを背負う方がどれくらい出るものかわかりませんが……（失敗して裁判になったら賠償額がとんでもないことになりそうです）。

あとは、将来的にパーソナルＡＩが発展すれば、上記のプロセスの多くを代行したり、省略できるようになるとは思います。パーソナルＡＩは、その記録端末（スマホよりはウォッチ、眼鏡や埋め込みチップなどの方が優秀）が稼働している時間中のすべての発言や行動パターンを記録するものなので、「本人がこのような状況になったら、どう行動するものか」を的確に、情緒的配慮もなしに判断してくれます。

セキュリティの問題はあるかもしれませんが、上記のように裁判所やサポート業者、また医師が人力でこなしていた部分についても、ＡＩが一部を代行してくれることで、かなり省力化してスムーズに安楽死に向かえるシステムができることでしょう。

そんな世界は、怖いと思いますか？

それとも、自らの意思を誰からも制限されない、自由で素晴らしい世界だと思いますか？

5 個人的信条を安楽死制度の議論に持ち込まない

論点：議論は国家・個人的信条・社会的慣習などから自由であるべきである

今回は、安楽死制度を議論するうえでの最大のタブー「個人的信条を安楽死制度の議論に持ち込まない」について取り上げます。

いきなり「個人的信条を安楽死制度の議論に持ち込まない」と言われても、多くの人はピンとこないでしょう。

しかし、こういう発言を聞いたらどうでしょうか。

「若者が高齢者を経済的に支えきれなくなっているから、早く世を去りたい高齢者には安楽死制度を用意してあげるのが良い解決策」

そんな暴論を……と感じるかもしれませんが、ここ数年間の有名人の発言だけでも、これと似たような論旨での発言は相次いでいます。

たとえば、二〇一八年に『文學界』(文藝春秋、二〇一九年一月号)に掲載された、メディアアーティストの落合陽一さんと社会学者の古市憲寿さんの対談「『平成』が終わり、『魔法元年』が始まる」では、「高齢者に『十年早く死んでくれ』と言うわけじゃなくて、『最後の一ヶ月間の延命治療はやめませんか?』と提案すればいい」「死にたいと思っている高齢者も多いかもしれない」「延命治療をして欲しい人は自分でお金を払えばいいし、子供世代が延命を望むなら子供世代が払えばいい」「社会保障費を削れば国家の寿命は延びる」といった発言があり、それに対し多くの批判が起こりました。

少し古いところですと、二〇一六年に元フジテレビアナウンサーの長谷川豊さんが、「自業自得の人工透析患者なんて、全員実費負担にさせよ! 無理だと泣くならそのまま殺せ! 今のシステムは日本を亡ぼすだけだ!!」と、ご自身のブログに執筆し、大炎上したことも文脈としては似たようなところがあります。

また最近では、イェール大助教授で経済学者の成田悠輔さんがAbema Prime放送の中で、高齢化や少子化にともなう人口減少がテーマとなったときに「僕はもう唯一の解決策ははっきりしていると思っていて、結局高齢者の集団自決、集団切腹みたいなものではないか」と発言し、またNewsPicksの番組内でも「安楽死の解禁とか、将来的にあり得る話としては安楽死の強制みたいな話も議論に出てくると思う」と発言しています。

　このように、「国の未来／経済のために、高齢者や病者、障害をもった人などは早めに死んでもらった方が良いのではないか→だから安楽死制度があった方が良いのではないか」という考え方は、昔から根強くあるものです。

　しかしそれは、世界がその歴史の中で否定してきた「優生思想」につながるものであり、倫理的に許容される考え方ではありません。

　現時点における救いは、こういった発言を有名人がすると、多方面からの批判が山のように入り、炎上状態となっていることでしょう。それはまだ、日本においてこのような発言が社会的に許容されない、ということを示しているからです。

　しかし一方で、二〇一六年の長谷川豊さんは当時の仕事を多く失い、実際に社会的制裁を受けたにもかかわらず、二〇一九年以降に発言した方々には明らかな社会的制裁《ペナルティー》は見受けられません。発言以降も、それ以前と変わりなくメディアに出続けていますし、世間の多くの方にとっては過去の発言として忘れ去ってしまっていることなのかもしれません。

　もちろん、社会的制裁の名を借りた私刑は、これもまた許されることではありません。キャンセルカルチャーの蔓延もまた、単にこの社会を生きづらくするだけでしょう。ただ、少なくない方々がこういった発言に対して賛同の意を示しており、また「賛成はしないけど、そういった発言を公にしてもまあアリじゃない」と考える人たちが増えていっているのではないか、という怖さが個人的にはあります。

終末期にかかる医療費は、本当に「無駄」なのか？

そもそも、このような経済的影響と安楽死制度を結びつける根拠となるデータはあるのでしょうか。

こういった問題に対し、元ＮＨＫ職員で現在READYFORにて基金開発・公共政策責任者を務める市川衛さんが、興味深い記事をまとめてくれています。

実際のレセプト（医療サービスにおける請求書のようなもの）データをもとに終末期医療のコストについて検討した２０１５年の研究を見てみました。（中略）全体の医療費のうち、終末期医療（死亡した人）にかかった費用は1割程度にすぎません。そのほかの9割は、生存した（終末期医療ではない）人にかけられています。非常に乱暴な仮定ですが、仮にあと「１年で死ぬ」と予測された高齢者は完全に医療サービスを利用できなくしたとして、それで削減できる医療費は１割前後にすぎないというこ

とです。さらに死亡前の「1か月」に限定すれば、全体の3％程度にすぎません。

（市川衛「死ぬ前1か月の医療費さえ削ればよい」

落合陽一氏×古市憲寿氏対談で見えた終末期医療の議論の難しさ

https://news.yahoo.co.jp/expert/articles/88aa6d2e4e9052c830fe856bc6332a3a774ca1d9）

また、Science誌という医学・生物学研究において非常に有名な雑誌に掲載された論文でも、

医療の支出の四分の一が人生最後の年に発生していることは、一般的に無駄と解釈されます。しかし、この解釈は、誰がいつ死ぬかを知っていることを前提とした場合の話です。誰に死が訪れるのか事前には予測不可能です。予測死亡率が五〇パーセントを超える方への支出は五パーセントにしか過ぎません。死に瀕するような病気にかかった人（その後回復する人も含めて）へは一般的に集中的な治療を行う、そのことで支出が増えるという単純なことなのです。（筆者訳、一部略）

として、終末期の社会保障費に注目することに大きな意味はないことを提言しています。

先の市川さんの別記事では、医療費増大の原因は「高齢化」もありますが、それよりも「医療の高度化」が主たる要因であることが指摘されています（市川衛「過去最高42・3兆円　医療費・大幅増の「主犯」とは」https://news.yahoo.co.jp/expert/articles/877af9f3ae3998b20bc918f1b2b039c2b7cfc2ef）。

医療経済的な議論をしたいのであれば、終末期医療を目の敵にするよりも、この記事内にあるように「高額な薬・治療法の価値をどう評価するか」を議論すべきなのです。本書の主旨とずれるので、これ以上の言及はしませんが、この分野においても海外においてはシステムが整っているところもあり、効果と価格が見合っていないと判断された薬は、医療保険でカバーしない、と判断している国もあります。

しかし日本においては「命の価値は何よりも高い」という価値観が根強く、一か月の延命をさせる薬剤に年間一〇〇〇万円の保険料が払われても、それを許容してきたのが現状です。今後は、その価値をどう計るべきか、についても国内で議論が必要でしょう。

個人的信条ベースでは議論が散らかる、では何を拠り所にするか？

このように、安楽死制度の議論に経済的問題を絡めることは、倫理的にも許容されず、またデータ上の根拠も薄いことになります。そして何よりも、こういったテーマを議論の場に出すことは、安楽死制度の反対派へ格好のエサを与える構図になってしまっています。賛成派の方々が、本気で安楽死制度を前に進めようとするならば「反対派をいかに刺激せずに穏便に進めるか」が重要な戦略である、ということをこれまでも繰り返し述べてきましたが、少なくとも現代の社会においていまだ「炎上」案件になるような発言で反対派を刺激することは、安楽死制度の議論を後退させることに他なりません。

なので、こういった発言を根拠に「だから安楽死制度は必要です！」と声高に言う方は、賛成派に潜んだスパイか、もしくはよほど社会の情勢が見えていないか、ただ単に個人の鬱憤を晴らしたいだけの人なのでしょう。そこには社会を動かしていこうという責任感や気持ちが感じられません。

もちろん、優生思想忌避の流れを逆転させて、社会を大幅に改革し、世界の歴史に挑戦しよう、というまでの気概を持っているなら別なのですが。安楽死制度を実現させたい、という目標だけを達成するためなら、もっと楽な道があるでしょう、というだけの話です。

その一方で、反対派が「生命は何にも代えがたい素晴らしいもの」といった個人的信条を万世不変の原則のように語ることもまた意味のないことです。

すでに述べたように、賛成派の方々にとって、この信条は共有できる類のものではないですし、中立の方々にとっても、その前提は説得力を持たなくなっています。もし、その路線で主張するならば「生命は法学上守護すべき最高法益の一つとして位置づけられている」という線で述べ、「では、この最高法益を棄損する別の法的根拠は存在するか？」という、感情論から法学上の議論へと転換させることができれば、その内容は建設的になるかもしれません。

つまりこの章で僕が言いたいことは、**「データや法的根拠に乏しい個人的な思いつきを議論の場に出すことは止めよう」**という、とてもシンプルな結論に過ぎません。

ちなみに法的根拠の部分においては、**現在の日本の法律において安楽死を肯定できる要因はほとんどありません。**刑法と、その関連法案を改正したり、新規の法律を作らなければ「解釈の変更」程度では安楽死制度運用は困難です。

またそれは憲法の内容に反していないかの精査も必要です。たとえば日本国憲法第一三条「すべて国民は、個人として尊重される。生命、自由及び幸福追求に対する国民の権利については、公共の福祉に反しない限り、立法その他の国政の上で、最大の尊重を必要とする」の条文にもあるように、生命の尊重と安楽死制度の運用は相容れないとも捉えられるからです。一方で、この条文は「幸福追求権」を認めるものであり、ここに「**死の権利**」を新しい人権として追加できるかどうかを議論していくことになるでしょう。

ここからは「新しい人権」についての話です

「死の権利」が新しい人権として認められるかどうかが問われる、と書きはしましたが、実際に法的根拠をもって「死の権利」が新しい人権となれるかは、かなり困難な道と言わざるを得ません。

日本国憲法が成立して以後、「新しい人権」として法的に認められた人権は、たとえば、

（肖像権）：容貌などを撮影され、公表されない権利
（名誉権）：自らの名誉を害されない権利
（プライバシー権）：私生活を公開されない権利、自己情報をコントロールする権利
（自己決定権）：個人が、公権力による干渉を受けずに自ら決定する権利

とされていますが、ちなみに、平成一九年に衆議院に提出された資料：衆憲資第九四号

では、新しい人権として最高裁が正面から認めたのは、プライバシーの権利としての肖像権ぐらい、と記載がされています。

それだけ「新しい人権」として認められるのが厳しいのは、認められるのにいくつかの条件があるからですが、その一つ「一般的であること」が安楽死制度を進めていくには壁となるかもしれません。

つまり、「新しい人権」として認められるためには、特定の集団に対する権利であってはならないという条件です。たとえば、タバコを吸わない権利＝嫌煙権があったとしましょう。これは健康を守る意味で重要であり、建物内などで強制的に煙を吸わされないことは、嫌煙者にとっては大切な権利とはいえます。しかし一方で、タバコを好んで吸う人にとっては「一般的な権利」とは言えません。したがって嫌煙権は、憲法上の「新しい人権」としては認められないことになります。

この原則にのっとるなら、「死の権利は、普遍性をもっているか？」を具体的に議論していかなければなりません。

個人的信条ではなく根拠をもって議論する

ちなみに、ちょっと本筋からずれてしまうのですが、こういった方向性こそが「個人的信条ではなく根拠をもって議論する」ことです。単に「死の権利は認められるか?」とテーマにしてしまうと「認められるべき（と私は考える）」「認められないはずだ（と私は考える）」の応酬となってしまい、何ら具体的で建設的議論にならず、時間の無駄です。

それを「死の権利は、普遍性をもっているか?」まで落とし込み、「タバコを嫌う権利に普遍性はない＝新しい人権としては認められない」という前例まで示されることで、議論をする中でイメージがしやすくなります。

もっとも、最終的には裁判所が判定することではありますので、一般の議論で白黒をつけても社会的に大きな意味はないのですが、国民的議論を深めておくことは、それが普遍的人権として認められるかどうかのポイントとなりそうですし、またこのような議論の中から新たな視点も生まれてくる可能性も高いため、安楽死制度を前に進めるためには避けて通れないテーマかと思います。

死の権利には普遍性があるか?

さて、では具体的に「死の権利は、普遍性をもっているか?」についてですが、先に述べたように「嫌煙権は、憲法上の人権とはいえない」という前例があるところから、それに普遍性があると主張することはかなり難しいのではないか、と感じてしまいます。

タバコを嫌いな人もいれば、好きな人もいる。だから、嫌煙権をある特定の集団のためだけに法的に保護を与えるとするなら、逆の立場の側の人権が阻害されてしまう、という理屈なのでしょう。

その理屈で行くなら、「死の権利」を人権として認めてしまえば、「死を求める人たち」にとっては利益になるでしょうが、「生を求める人たち」にとっては害となるリスクがある、ということになるのでしょう。

実際、安楽死制度反対派が、その制度化に強く反対する理由で一番強く主張されるのは、この部分であったりします（ただ、安楽死制度反対派のこの点に関する主張は極めて感情的・個人的見解に近いものであることが多く、制度化をテーマにしている以上、人権・法的基盤に則った議論を展開してもらいたいものだとは思います）。

しかし一方で、この理屈はよくよく考えるとおかしい、と指摘することも可能です。

それは人生を個々で見たときに、**あるときには「生を求める権利」を享受したとしても、同じ人間がまた別の時間では「死を求める権利」を主張することはあり得る**からです。

今現在、たとえば二〇二四年という時間軸で世界を切れば、たしかにそこには「生を求める人」と「死を求める人」がいて、その求める権利は対立しているように見えるかもしれません。しかし、また別の時間軸で世界を切り取れば、さっきの時点で「生を求めていた人」は死を求め、「死を求めていた人」は生を求めているかもしれません。

同じ人間の一生の中で、生を求める権利と死を求める権利が混在する可能性がある点から、「死の権利は普遍性を持っている」という主張は可能かもしれません。

また、別の切り口で「死の権利」を主張するなら、それが仮に憲法が規定する新しい人権として認められないにしても、「幸福追求権」の結果としての個別の人権として認められる可能性はあることです。

自分自身に対する死を求める人の主張は、厳密には生を求める他人の権利は阻害しないはずですし、そのように制度設計や文化形成をしていくことは不可能ではないはずです。それであれば、安楽死制度を運用していくことは、憲法一三条が保証する「自由及び幸福追求に対する国民の権利」の表現であり、それは「公共の福祉に反する」こともない。

また「生命の追求と尊重」については、たとえば「人の生命とは、個々人が感じる生活の質×時間で表現される全体であり、生きている時間を延ばすことは生命の尊重の一端でしかない。また生活の質についてはあくまで個人の体験する世界内での情動に依るものであり、客観的事実はそれを左右することに寄与しない」などと主張することは可能かもしれません。要は、「生きたいと思う人たちの権利は何も棄損しない。その代わり、死を求める私たちの権利も侵害しないでほしい」という、しごく当然の主張なのです。

夫婦別姓制度や同性婚制度の行く末が、安楽死制度の第一歩

先にも述べましたが、今現在の日本の状況を見ていて、似たような構造の問題にぶつかっている社会課題に、夫婦別姓制度や同性婚制度があります。

それぞれの問題で権利を主張する当事者は、既存の権利を享受している集団とは別であり、「これまでの権利を求める人たちの権利は何も棄損しない。その代わり、新しい権利を求める私たちのも侵害しないでほしい」という構造であるはずなのですが、これらに反対する人たちは「社会が大きく変革される」「これまでの制度の根幹が揺らぎ、多くの国民に影響を与える」など、根拠の不明なお気持ち表明で逃れようとし、そしてまたその主張が通ってしまうという状況が続いています。

僕自身は、人の生命に直接的に関わるわけではないこれらの制度に関する建設的な議論が形成される道筋が立って行かない限り、最高法益である生命に寄与する安楽死制度は、そ

の実現のスタートラインにすら立てないと見ています。

反対派でも、賛成派でも良いのです。

どうすれば、お互いの利害を調整し、きちんとした科学的・法的根拠をもって建設的議論へ導くことができるのかという前例を育てていかなければ、この国はいつまでたっても偉い人たちの「感情」に左右され、国民である自分自身が困った事態に陥った場合でも、理不尽さに泣き寝入りするしかなくなります。

僕自身は何度も言うように、安楽死制度が作られることに賛成ではありませんが、根拠に乏しい感情に依った議論がまかり通るのはもっと嫌だと考えています。

6

逆算で考える

論点：安楽死制度実現までのロードマップを描けるのか？

僕は本書の冒頭で、

安楽死制度の話題が出るたび、「もっと議論を深めるべき」「今の日本では時期尚早」という結論が繰り返されていますが、「では具体的にどのような論点で議論を深めるべきか」「いつになったらその『時期』が来るのか」について言及された記事、ましてや具体的にその議論を進めるためのステップについて述べられた記事はほとんど見ることはありません。

と書きました。ここでの問題意識は、「安楽死制度に賛成か反対か、という遠い未来の夢物語ばかりを語り合っていて、そのために明日からこうしよう、または一年後までにこの部分を整えよう、など具体的になすべきことへの言及がない」という点なのです。

みんな、ゴールを妄想するのは得意だと思います。

「○○大学に合格したい」

「女の子にモテるようになりたい」

「豪邸を建てて優雅に暮らしたい」

こういった人生の目標を決めて実行していくプロセスと同じことを、「安楽死制度が日本でも認められるべき」の議論の組み立て方でもやっていけばよいのです。

たとえばあなたが高校一年生のときを思い出してもらいたいのですが、そこで「○○大学に合格したい」というゴールを設定したとして、それを紙に書いて部屋の壁に貼り付けて……それでおしまい、ということではなかったはずです。

一方で、高校一年生なのにいきなりその○○大学の過去問を解き始めたりもしなかったでしょう（そもそも習っていない項目が多すぎて解けない）。

では、三年後に○○大学の受験をするとして、高校一年生のあなたはまず何をしたでしょうか？　もちろん、それは人によると思いますが、きちんと計画を立てて受験に取り組むのであれば、曖昧にでも

「高三の夏休み前には教科書の内容は終えておかないと」

「高三の秋からは過去問とか模試をこなしていきたいな」

「高二の冬からは予備校に行ったほうがいいかな」

などと考えながら計画を立てたと思うのです。そのうえで、

「じゃあ高一の今は、中学で苦手だった数学の復習をしておかないとまずいな」

など、そこでようやく「今の自分がやるべきこと」に立ち戻ることができる。

つまり、自分がたどり着きたいゴールは、それを紙に書いて壁に貼るだけでは単なる「願望」でしかないのです。願望を前に毎日「大学行きたい、大学行きたい」とつぶやいていても、志望大学に合格することはできません。

しかし、多少はアバウトでも、ゴールから逆算し、そこから半年前にはどういう状態になっている必要があるか、一年前ならどうか、二年前ならどうか、そして、今やるべきことは何か、を考えることで、「実行すべき計画」が具体的になります。そうして作られた計画を進捗に則って、内容を変更したり、取り組みを修正したり、着実に進んでいくことで、

合格を手に入れることができたはずです。

今、「安楽死制度が必要だ」と言っている言説の多くは、この「大学に受かりたい」の紙を壁に貼った状態と変わりないように僕には見えます。

手厳しい意見であるかもしれません。しかし、本当に、安楽死制度が必要だと感じているなら、この制度が運用されるようになる半年前には何が必要か、一年前にはどうなっている必要があるか、そして二年前には……と逆算して考え、その道筋を示す必要があると僕は考えています。

そういった地道な方針を示そうともせず、ゴールばかりを派手に飾り立てようとするから「集団自決」とか「強制的な死」といった人心を煽るばかりの空虚な論ばかりがはびこり、求めているゴールにいつまでたってもたどり着けないのです。

では、そのように逆算をして考えていったとき、僕たちがまず成し遂げるべき地固めの要素は何なのか？　について、ここまで「安楽死制度を求めていくために必要な三つの課題」などについて述べてきました。

このような、丁寧な議論はとても地味で耳目を惹かず、またゴールまでの全体像が頭に入らなければ、「今議論していること」がどのようにゴールに結びつくかイメージできないため、「理解できた」と納得できることも少ないでしょう。

また、何度も似たような議論が繰り返されることで、無限ループに陥ってしまう感覚もあるかもしれません。

その点について、実は、議論を進めていく中で「○○宣言」や「○○声明」といったマイルストーンを示すことで議論の繰り返しを予防することができるのです。

「○○声明」と聞くと、多くの方には「お偉い方々が行う、自身の功績を誇示するためのパフォーマンス」と受け取れるもしれませんが、そうではなく、「全体の議論の道のりはわかった、そのうえで私たちはここまでは議論した」を示すことのできる重要なものなのです。

よって、もし時間を空けて改めて安楽死制度について議論しようという流れになった場合でも、「五年前に○○宣言が出されて以来、着々と重ねられた議論によって昨年××声明が出されましたね。では今日は、××声明で採択されたが不十分であった内容についてさらに議論をすすめ、少なくとも一年後には新たなマイルストーンを採択したいと考えています」と明確な議論の整理ができ、一方ですでに議論済みの内容については「××声明の内容、当然知ってますよね？　この分野に関わってこられていますから当然ですね。それでは、今日はその続きから議論を始めましょう」と議論の繰り返しを防ぎつつ（時間も短縮でき）、前進させることができるようになります。

安楽死制度について、本気で日本の中で進める気があるのであれば、ゴール部分のところばかりを主張してはいけません。

制度実現までの全体像をまず提示いただき、「今回はここまでを議論して、××声明を一年後に採択すること目標にする」といった「建設的」な進め方をしていくことが必要なのではないでしょうか。

7　子どもの安楽死は認められるか

論点：一八歳未満の未成年に安楽死制度を適用すべきか

二〇二三年四月一四日、オランダ政府は、一～一一歳の子どもの安楽死を認めることを閣議決定しました。二〇一四年に世界で初めて子どもの安楽死を認める法律が成立したベルギーでは、子ども本人の同意が必要となります。しかし、オランダの手続きでは、子ども本人が同意できない場合、医師と相談したうえで、保護者の許可を得て安楽死を行うことも可能になるとのこと。

オランダのこの決定は、安楽死反対派から驚きと憤りをもって迎えられるかもしれません。特に「子ども本人が同意できない場合、保護者の許可を得て安楽死を行うことが可能」という部分です。

このオランダの決定は、「本人の現在の意思が明確に示せない場合において、他者がその意思を慮って生命を終わらせる判断をして良いのか」が問われるということです。これは認知症で現在の意思が確認できない、だけど若い頃の事前意思は明確だった、という事例よりも「過去の意思すら確認できない」意味でもっと難しい議論になります。

ちなみに、ベルギーおよびオランダ双方とも、安楽死制度の適用が認められるのは「緩和ケアを受けても苦痛が緩和されず、余命が限られた患者」に限定されていることがポイントです。

もう一度問題を整理しておきますが、

1：年長未成年で自らの意思を示すことができる場合
2：年少未成年だが、本人の意思はきちんと示すことができる場合
3：未成年かつ本人の意思が最初から確認できない場合

それぞれで、考えるべき課題は変わります。年長と年少を何歳で区分するのか、についてはオランダに従って一二歳（つまり小学生以下か中学生以上か）でラインを引いてよいと思います。

これまでの諸外国の議論を考えても、この中では「1」が比較的まだ適応としては認め

られやすく、「3」になるほど賛否が分かれることになるでしょう。

ただ、日本においてはこの「1」を対象とすることすら、受け入れられないといった意見は多いのではないかと予想されます。そもそも、成人年齢を二〇歳から一八歳とすることでも、多少の議論があった中で、「一二歳以上を自らの生死について意思を示す、独立した責任ある個人」として良いかについて、抵抗がある方は多数いるでしょう。

しかし一方で、年長未成年の子どもたちは、僕たちが思っているほど思考が幼稚とはいえません。特に、病院の中で長く時間を過ごしてきた子どもたちの中には、僕らがびっくりするほど大人びた考え方を持ち、自らの命を見つめ、死生観をしっかり持っている子もたくさんいます。

ですから、もし成人に対して安楽死制度が認められる、という社会があったとして、「未成年だから」という理由だけで安楽死制度の適用から除外はできないでしょう。もちろん、年長未成年では法律上、責任をもった契約を締結することができないため、保護者の同意は必要となるかと思いますが、「本人に明確な意思がある上に保護者も同意している」状況で、その意思を否定するためには明確な理由が求められるでしょう。

そう考えていくと、年長未成年に認められる権利が年少未成年には認められない、というのには無理があります。年少未成年、といってもその発達段階は人それぞれであり、一二歳ならOKでも一一歳はダメ、という明確な根拠を示すことは難しいでしょう。

たとえばで言えば、（そんなことが可能かどうかは別として）精神年齢鑑定を行い「一八歳相当」の判断能力があるとされた場合については、何歳であっても、安楽死制度の適用を認める、といった運用にするほうがまだ良いかもしれません。

実際には、それほど精度高く精神年齢鑑定ができないのであれば、そもそも年齢制限を課していること自体が人権の侵害といえるかもしれません。

しかし、この「1」および「2」は、いずれにしても明確な本人の意思が確認できる、ということが前提です。

本人の意思が明確でさえあれば、その安楽死制度適用の審査過程において「（年長・年少に関わらず）この子ども本人が自らの状況を正しく認識しており、安楽死制度を利用することが何を意図するかもきちんと把握している」ことを明らかにしていくことも可能ではあるでしょう。

「1」・「2」の状況において「現在は意識不明で、今の意思を確認することはできないが、過去の時点における明確な意思表明を示す文書がある」といった場合にどうすればよいか？という問題は残りますが、その点は論点がずれますので、今後「認知症を患った高齢者に安楽死制度を適応すべきか」を議論する際にでもまた取り上げましょう。

一方で、「3」の「未成年かつ本人の意思が最初から確認できない場合」についてはどうでしょうか。

この場合、人生の途中で事故や病気によって意識を失ってしまった場合もあると思いますが、多くの方が危惧を抱くのは「生まれたときから脳性まひなどで明確な意思を示すことが困難な場合」ではないでしょうか。

ただ、この際に、すでにSNS上では「親が将来負う介護負担を軽くするための制度」といった言説が散見されていますが、「障害をもって生まれてきた子どもが死に追いやられる」と短絡的に考えるのは間違いです。

先にも述べたように、未成年に対する安楽死制度適用はあくまでも「緩和ケアを受けても苦痛が緩和されず、余命が限られた患者」に限定されています。単に、障害をもって生まれてきたからといって、それだけを理由に保護者が子どもを死に追いやることは不可能ということです。

しかし、そうは言っても自らの意思を示すことができない子ども、しかも事前意思も確認できない子どもの死について、保護者がその意思を完全に代理しての決定を可能とする、というのはどうなのでしょうか。

当然ですが、子どもの意思=保護者の意思ではありません。他人から見て、苦痛に苛まれている（ように見える）状態が持続していたとしても、それと「本人が死によって楽になりたいと思っている」かどうかは別問題です。

僕らが緩和ケアの現場で患者さんたちをみていても、苦痛にどのくらい耐えられるかは人によって全然異なり、家族が「苦しむ姿をもう見ていられない」と言っていても、当の本人は「まだ大丈夫です、頑張ります」と答える例は多々あるのです。「常識で考えて、こんなに苦痛が続いているなら、死にたいと思っても当然だ」なんてことはありません。

一方で、客観的に見て明らかに苦痛が持続しているにもかかわらず、その状態を放置してよいかと言えば、そうはなりません。そこは、適切な緩和ケアによって何とかしていく……というのが妥当な判断かとは思いますが、今回のオランダの適用条件は「緩和ケアを受けても苦痛が緩和されず」が入っているため、このあたりはまた難しくなります。

僕は、この「緩和ケアを受けても苦痛が緩和されず、余命が限られた」状態というのはかなり特殊な状況ではないかと思っています。というのは、理論上「終末期におけるあらゆる苦痛は、適切な緩和ケアによって取り除くことができるはず」だからです。

つまり、安楽死制度が適用される前提が成立しないのではないかと考えています。

これは、この本の緩和ケアに関連した部分で述べた、「人の苦しみには際限がなく、すべての苦痛を緩和ケアで取り除くことはできない」と矛盾する内容に思えるかもしれませんが、そこで示したのは病気の早期から発生するすべての苦痛、を対象にしており、今回は「終末期におけるあらゆる苦痛」と限定している違いがあります。

早期における苦痛と、終末期における苦痛への対応で何が異なるかといえば、そこに「**緩和的鎮静**」、つまり麻酔薬に近い薬を使って意識の状態を落とし、苦痛を感じずに済むようにする緩和ケアの手法です。

ただ問題は、この「緩和的鎮静」が日本において適切に運用されているかどうか、という懸念がある点で、その問題をどうとらえるかによって今回の「3」のケースも認めるか認めないかが変わってくるのではないかと思います。

では次に、この「緩和的鎮静」の実態とその問題点、そして子どもに対する安楽死制度適用をどう考えていけばよいかについて、もう少し考えていきたいと思います。

8

緩和的鎮静は安楽死の代替となり得るか

論点：緩和的鎮静は安楽死の代替となり得るか

前章では、子どもに対する安楽死制度の適応についてみてきましたが、その適応条件となる「緩和ケアを受けても苦痛が緩和されず、余命が限られた患者」が実際にはかなり特殊な状況でほとんど存在しないのではないか、ということを書きました。

その理由として、理論上「終末期におけるあらゆる苦痛は、適切な緩和ケアによって取り除くことができるはず」だからです。そしてその要となるのが、終末期において麻酔薬に近い薬を使って意識の状態を落とし、苦痛を感じずに済むようにする緩和ケアの手法である「緩和的鎮静」であるという話をしました。緩和的鎮静を含むあらゆる緩和ケアの手法が適切に用いられる前提において、終末期のあらゆる苦痛は取り除かれるはずなのです。

ただ、実際にはこの「緩和的鎮静」の運用をめぐっては、緩和ケアの専門家の中でもいまだに議論が続いている部分でもあります。

そもそも緩和的鎮静とは（繰り返しになりますが）、終末期において麻酔薬に近いもの（鎮静薬）を投与することで、患者さんの意識レベルを低下させ、「苦痛を感じさせずに済む」ようにする医療的処置です。

患者さんの状況や、苦痛の程度によって「夜間だけ眠れるようにする（間欠的鎮静）」や「声かけをすれば目が開く程度の意識レベルにする（浅い鎮静）」、また「二度と目が覚めないレベルまで眠ってもらう（持続的な深い鎮静）」などがありますが、いずれも鎮静薬を用いて意識レベルを下げる、という意味では同じです。

なお、近年ではこういった「苦痛の程度に応じて鎮静薬を用い、苦痛を感じないように意識レベルをコントロールしていく」ことが主流となってきており、それを全般的に**「調節型鎮静」**といった言い方をしています。この概念が出てきたことにより、昔のように「苦痛を感じながらも意識レベルを保つ」か「死までの間、完全に目が覚めないようにする」か、つまりはゼロか一〇〇か、のような二択が強いられる状況ではなくなりました。

そして調節型鎮静の概念が生まれたことで患者さんや家族、そして医療者が煩わされていた葛藤も少なくなりました。つまり、ゼロか一〇〇かの二択しかなければ、「もう二度と目が覚めないようにする」決断をすることは、つまり「ある時点をもってして（魂としての）今生の別れ」をしなければならない、という意味であり、特にそれを家族や医療者が決断することは、やはり「安楽死をさせている」ような感覚を与えているように感じられたのです。

しかし、調節型鎮静の登場によって「眠らせることで患者さんの魂の時間を終わらせる」ことにフォーカスするのではなく、「苦痛を緩和するために鎮静薬を用いる、その結果として眠ってしまうかもしれない」というアプローチが生まれ、治療行為としての色合いが濃くなり、前述したような葛藤はかなり少なくなりました。実際、この調節型鎮静を始めると、「持続的な深い鎮静」に至る前に「もうろうとはしているものの、苦痛が取れて穏やかとなり、家族とコミュニケーションが取れる」レベルとなる例もよく見られるのです。

しかし一方で、やはり「持続的な深い鎮静」でなければ苦痛を緩和できなかったり、また最初からそのレベルの鎮静を求める患者さんもいます。それに対し、「持続的な深い鎮静は安楽死と同じだ」「苦痛が取れないのはその医者のウデが悪いからだ」などと言って、私は絶対に持続的な深い鎮静をかけない、と主張する医者もいます。

少し話がそれてしまいますが、病院や医者によって鎮静率に大きな差があることは事実です。鎮静率二〇パーセント、という病院もあれば〇・一パーセント以下という病院もあります。では、鎮静率二〇パーセントの病院は、それが〇・一パーセントの病院よりウデが悪いのかと言われたら、そうではないと答えます。緩和ケアの現場にいるとわかりますが、最先端の技術を駆使しても緩和するのが困難な苦痛というのは存在します。それでも何とか鎮静薬以外の方法でやりくりしようとするか、早めに鎮静薬を使うか、についての判断が医者それぞれ、といった点で「二〇パーセント」と「〇・一パーセント」の差が生まれるというところです。つまり、鎮静率が高いか低いか、は医師のウデの問題というよりは医師それぞれの考え方や判断の差、という面が大きいのです。

ただ、僕個人の考えとしては、それはどちらも患者さん主体とは言い難いのでは、と感じます。医者個人のポリシーで、早めの鎮静や逆に遅い鎮静が左右されるのではなく、患者さん本人の希望やこれまでの生き方などを踏まえて、相談をしながらやっていく……とすれば、持続的な深い鎮静まで必要となる患者さんは五パーセント前後にとどまるのではないかなと思っています。

さて、ここまで解説してきたように、持続的な深い鎮静を含めた調節型鎮静を駆使することで、「終末期におけるあらゆる苦痛は、適切な緩和ケアによって取り除くことができる」ようになります。つまり、先ほどお話したような「緩和ケアを受けても苦痛が緩和されず、余命が限られた」状態というのはかなり特殊な状況であるとした論拠がここです。

ただ、ここで問題となるのは「余命が限られた」の定義が、オランダ・ベルギーの解釈と日本における解釈では大きく違うのではないかという部分です。余命＝半年なのか、一～二か月なのか、それとも一～二週なのか。安楽死制度では余命半年、とされる場合も適用可能ですが、緩和的鎮静は余命半年が見込めるとしたら基本的に適応となりません。緩和的鎮静はあくまでも、終末期における緩和困難な苦痛を取り除くための手段だからです（ここで僕らが言う「終末期」とは余命が少なくとも一～二週程度と考えているということです）。

しかしここでもう一つ考えなければならないのは「余命半年以上残されている状態で、終末期と同様な苦痛に苛まれるといった状況があるのか」という点です。ここについては、特に日本においてはその「特殊な状況」が存在してしまっている、といった問題点を挙げていかなければなりません。

ではここからは、前章の宿題となっていた「終末期と同様な苦痛があっても延命される日本」といったテーマを取り上げましょう。

※以下、自死に関連する概念の記述がございます。
　ご覧いただく際にはご注意の上、お読みくださるようにお願い申し上げます。

皆さんは「VSED」という概念をご存じでしょうか。「voluntary stopping eating and drinking」の略、日本語で言えば「自発的な飲食中止」という行為です。つまり患者さんが自分で飲食を止めることで、死期を早めるための方法で、安楽死や医師による自殺幇助が何らかの理由により難しい場合の代替方法として患者さん自身が選択する場合があります。

オランダやベルギーなど、安楽死制度が存在する国においても、安楽死を希望する方全員が安楽死を受けられるわけではありません。希望をしていたが適応外とされたり、審査中に死亡してしまうという例もあるということですね。つまり、安楽死の手続きの煩雑さや適応外となった場合に、VSEDによる死を選ぶ人がいるということです。

二〇一五年オランダの医師七〇八人から回答があったアンケート調査によると、四六パーセントがVSEDによる死期の短縮の経験があり、患者の七〇パーセント以上は八〇歳以上で、七六パーセントは重篤な疾患を持ち、二七パーセントはがんであり、七七パーセントは日常生活に介護が必要であった方、と報告されました。またVSEDによる死亡までの中間値は七日であり、死亡までの主な症状は痛み、倦怠感、意識障害、口渇でした（Eva E Bolt, et al. Primary care patients hastening death by voluntarily stopping eating and drinking. Ann Fam Med. 2015;13:421-8.）。

また、二〇一六年に日本緩和医療学会と日本在宅医学会の専門医の計五七一人から回答が得られた調査では、一八五人（三二パーセント）がVSEDを実際に試みた終末期患者を診たことがあると報告しています。

世界的には、VSEDを患者さんが選択した場合に、医師が患者さんに治療（栄養療法など）を強制する方法はなく、よってVSEDを決定した患者の意思を尊重するべきであるという論調です。患者の権利法におけるポジティブ・ネガティブリストにおいても、安楽死は患者の権利法の埒外なので、医師に拒否権がある、という話を以前にしましたが、一方でVSEDはネガティブリストの行使に値するため、患者さんが飲食を止めると判断しても、それを治療する法的根拠がないということです。

しかし、VSEDは決して「安らかで楽な死」とはいえません。

数日も飲食を止めてしまえば、それに伴う飢餓感と渇きが、猛烈な苦痛として患者さんを襲います。もちろん、それを耐え抜いて死まで至る方もいらっしゃいますが、途中で断念せざるを得ない方も大勢いるということです。

ではここで考えてほしいのが「VSEDによって死に至ろうとする患者さんが感じている苦痛は、終末期における耐えがたい苦痛と判断してよいか」という命題になるわけです。日本という国は不思議なことに、終末期になって延命治療を拒否する、という状況であっても、結果的に延命となる治療を選択するパターンがとても多いです。たとえば「認知症の終末期で、寝たきり。周囲も介護できず、床ずれがたくさんできている。もうこれ以上の治療は望んでないが、でも、点滴はずっと続けてほしい」など。もちろんそこには本人や家族の感情的な面があるので、終末期に点滴を続けるかどうかといった点にはまた別の議論は必要なのですが……。

では話を戻して、VSEDによって死に至ろうとする方に対し、「その方が感じている苦痛＝終末期における耐えがたい苦痛」としてしまってよいか、について考えてみたいと思います。VSEDを選択した時点で、残されている余命は、栄養さえきちんと取ることができれば半年以上はあるとしましょう。つまり適切に治療・療養すればまだまだ生きられる、という状態なわけです。しかし、このまま放っておけばおそらく一〜二週間で死が訪れるでしょう。なので、これは終末期である、と解釈することも可能です。

そう考えていくと、VSEDにおける飢餓感などの苦痛は「緩和的鎮静」によって緩和するべきではないか、という視点が生まれてきます。

日本においては「治療可能な状態が残っている以上は終末期ではない」といった意識が根強く、**誰が見ても明らかに終末期、と思われる事態以外に緩和ケアが適応されない**（適応しようという意識がない）といった問題があります。最近になって、がん以外の「心不全の緩和ケア」などの概念がきちんと提唱されるようになったのは、こういった意識からの脱却をめざすといった側面もあるのです。

つまり、VSEDについても治療さえすれば長く生きられるのだから、そこに緩和ケアを適用するのは間違いである＝緩和的鎮静の適応にならない、といった考え方が日本ではスタンダードになりがちということです。

さて、ここまで見てきたところでようやく話は「子どもの安楽死は認められるか」まで戻るのですが、この項で僕は、

「緩和的鎮静」が日本において適切に運用されているかどうか、という懸念がある点で、その問題をどうとらえるかによって今回の「3」のケース（未成年かつ本人の意思が最初から確認できない場合の安楽死制度適応）も認めるか認めないかが変わってくるのではないかと思います。

と書きました。つまり、「終末期におけるあらゆる苦痛は、適切な緩和ケアによって取り除くことができるはず」という前提が、このＶＳＥＤにおける日本の現状意識を考えたときに、揺らぐ部分があるということなのです。

つまり、患者本人が未成年で、本人の意思が最初から確認できない場合（たとえば脳性まひなど）で、家族から見れば明らかに「耐えがたい苦痛」があるとしましょう。しかし、その方は栄養療法さえ続ければ少なくとも一〇年単位で生きながらえることが可能な「いのち」です。医師から見れば、その生命維持を何らかの方法で止めるなどあってはならない、と考えるが普通でしょうし、医師なら当然そう考えてほしいところです。

しかし、家族の側から「この子の生命維持に関するものをすべて止めてください」との申し出があった場合にはどうするか。昨日まで「一〇年単位で生きられる」はずだったいのちが、今日には「あと数日」のいのちになってしまう。そんな状況に手を貸せる医師がどれくらいいるだろうか?という懸念があります。

それはすなわち、「仮に家族が勝手に生命維持を勝手に中止したとしても、それに伴う苦痛についても医師は協力しない(生命維持の処置を戻せばその苦痛も取れるのだから)」ということを意味しており、結果的に苦痛に苛まれる子どもを見かねた家族が観念する形で、患者さんは生かされる、という道を選ばざるを得なくなるパターンが多くなってしまうでしょう。

ここで「だからこそ、安楽死制度が必要だ」と考えるか「いや、だからこそ安楽死制度を作ってはならない(少なくともこういった子どもに適応してはならない)」と考えるかが分かれ道だと思います。

結局のところ、緩和的鎮静は、終末期における医療行為の一つであり、医者が終末期と判断しなければそもそも適応とならないし、代替手段がある場合も適応と言えません。あくまでも「医者が主導する行為」です。

一方で安楽死制度があれば、そういった医師の解釈は必要なく、「緩和ケアを受けても苦痛が緩和されず、余命が限られた」状態と判断され、死に至る可能性を患者家族が自ら選択することが可能になります。

僕個人としては、医療行為に分類されるあらゆる行為を、患者さんや家族の求めがあったからといって、その適応を無視して施すというのは厳に慎むべきと考えています。緩和的鎮静も、患者さんの求めに応じて行うことを良しとするのであれば、その適応範囲は限りなく広がっていき、それはイコール「安楽死の代替」になし崩し的になってしまいます。だから、あくまでも**緩和的鎮静は医療行為で医師に専決権があるもの、安楽死制度は患者さん側に専決権があるもの**、と分けて考えた方が良いと思っています（もちろん、どちらも双方に相談が必要なのですが）。

ただ一方で、VSEDや、治療中止を求められた場合の患者さんについて「それは終末期である」と解釈し、緩和的鎮静を含めた緩和ケアが適応となるべきか、といった視点はきちんと議論すべきです。患者さんの自己決定権は尊重する、としたうえで「その自己決定によって苦痛に苛まれたとしても自業自得である」から医者として手を差し伸べないのは倫理的に正しいでしょうか？

どんな生き方であっても尊重されるし、死に至る前に苦痛を感じずに済むのは本人の人権を守ることである、といった世界が緩和ケアによって確立されないなら、やはり安楽死制度があるのがベストである、という結論になってしまうのだと思います。

【ＶＳＥＤに対する支援】

アメリカのCompassion & Choicesという支援団体、オランダ王立医師会やアメリカ看護協会では、ＶＳＥＤを実行する患者の治療やケアの方法が紹介されています。

Compassion & Choices：https://www.compassionandchoices.org/

アメリカ看護協会：https://www.nursingworld.org/

※それぞれ「ＶＳＥＤ」でサイト内検索することでページにアクセス可能

オランダ王立医師会：「KNMG Royal Dutch Medical Association and V&VN Dutch Nurses' Association Guide」で検索することでＰＤＦがダウンロード可能

9 間接的安楽死と終末期の鎮静

論点：鎮静は安楽死制度の代替となり得るか

日本緩和医療学会が発行している『がん患者の治療抵抗性の苦痛と鎮静に関する基本的な考え方の手引き』（以下『手引き』）が二〇二三年に改訂されました。

そもそもこの手引きは、終末期における鎮静（苦痛緩和を目的として鎮静薬を用いて患者の意識レベルを下げること）に対し、二〇〇四年に『苦痛緩和のための鎮静に関するガイドライン』として発行されていましたが、他のガイドラインと異なり、論文などの体系的な収集・分析が困難であるという事情から、『手引き』という名前で発行・改訂が続けられてきました。

そして、今回この二〇二三年度版の中で何度も取り上げられている、気になる言葉があります。

それは「**間接的安楽死**」です。

そもそもは東海大学安楽死事件の際に、意図的に死期を早める「積極的安楽死」、また生命維持のための治療を中止または開始しないことで自然な死の経過に任せる「消極的安楽死」と並んで取り上げられた概念だそうです。

その内容としては「**苦痛を取り除くための治療を行う医療行為の副作用により生命の短縮を伴うもの**」とされています。つまり、鎮静も「生命の短縮を伴うもの」と意図されているのであれば、法的にはこの間接的安楽死の定義に該当するとされます。

実は、前の版の二〇一八年の『手引き』にも間接的安楽死という言葉は出てくるのですが、それは付録資料のうちのほんの数行の記述に過ぎませんでした。今回の『手引き』ではその部分に大きく紙幅を割き、検討されているところが異なると言えるでしょう。

今回は、この改訂された『手引き』の内容を中心に、「間接的安楽死」の概念や、それをもって安楽死を求める声に応えられるか、という点や、この『手引き』自体の問題点などについて話していきましょう。

鎮静は寿命を縮めるのか？

では、本当に鎮静が患者さんの寿命を縮めているのか？　については、学会内でもさまざまな議論や研究があります。

結論から言えば、「余命が数日～一週間くらいの時期における鎮静は、生命を短縮することは（おそらく）ない」というのが、今回の『手引き』でも僕たち臨床医の感覚としても妥当です。

ちなみに、この稿で取り上げている「鎮静」とは「持続的な深い鎮静」、つまり「目が覚めないレベルまで眠ってもらう」ことを意図した方法のことで、前にお話しした「調節型鎮静（苦痛の程度に応じて鎮静薬を用い、苦痛を感じないように意識レベルをコントロールしていく方法）」とは別のものです。そのように、持続的に鎮静薬を投与して、またその際に点滴などの治療を中止したとしても、寿命に与える影響はほとんどないだろう、というのが僕らのコンセンサスになっています。

このように鎮静によって、寿命が縮むことは絶対にない、と言い切れるのなら、それは正当な医療行為とみなされ、法的には何の問題もありません。

ただ一方で、「本当に絶対と言い切れるのか」と問われると、「すべての事例でそうとは言い切れない場合も存在する」というところが（実行した医師はそれを意図していなかったとしても客観的に見れば）実際であり、そういった事例も含めて法的には問題があるのか？　ということが検討されてきました。

検討についての結論を先に述べると、「きちんとした手順・手続きに基づいて行われる限り、仮に生命が縮むことを伴う『間接的安楽死』だったとしても、終末期における鎮静は違法性に問われない」とされています。

では、その「違法性に問われないための手順・手続き」とは何かというと、以下の五つの要件を満たす状況であること、が前提とされます。

1：耐え難い肉体的苦痛が存在していること
2：死期が切迫していること
3：苦痛を除去・緩和するために方法を尽くし他に代替手段がないこと
4：苦痛の除去・緩和のための治療行為として行われること

5：患者の意思表示

『がん患者の治療抵抗性の苦痛と鎮静に関する基本的な考え方の手引き』（二〇二三年版）

ではこの要件のうち、議論となりそうなポイントを三点取り上げていきましょう。

肉体的苦痛が対象で精神的苦痛は対象ではない

まず1：「耐え難い肉体的苦痛が存在していること」について、「肉体的」とあえて限定している点に注目です。海外の安楽死制度においては、肉体的・精神的な苦痛をあえて分けず、また実際に「耐え難い精神的苦痛」を理由として（積極的）安楽死が行われた例も存在しますが、日本においてはそれを認めない立場を、法学的には採っています。

そもそも法学的立場からは「心身二元論」を前提としており、肉体と精神が別個のものとして扱われているようです。これは僕たち臨床医の感覚からは離れているものですし、緩和ケアの原則とも異なります。しかし、そういった意見もあったことを受けての東海大学安楽死事件の判決では、苦痛については客観的な判定、評価は難しいといわれるが、精神的苦痛はなお一層、その有無、程度の評価が一方的な主観的訴えに頼らざるを得ず、客観的な症状として現れる肉体的苦痛に比して、生命の短縮の可否を考える前提とするのは、自殺の容認へとつながり、生命軽視の危険な坂道へと発展しかねないので、現段階では安楽死の対象からは除かれるべきである

横浜地裁平成7年3月28日判決・『判例時報』1530号38頁

と結論し、精神的苦痛による安楽死は許容されない、という立場をとっているのです。ただし、これはあくまで平成七年（一九九五年）と三〇年近く前の判決を元にしているだけであり、現在の「痛みの定義」からもかけ離れているうえに、緩和ケアで標準的とされる「全人的苦痛」の考え方とも異なるため、議論の余地があるところと感じます。

終末期と「死期が切迫している」の違い

次に2：「死期が切迫していること」について、あえて「切迫」という文言を用いていることの意味です。これは、文言として「終末期の状態」と書かれたときに受けるイメージ

と比べ、「より短い時間である」ことを示唆する意図があります。

では具体的に、この要件で設定された時間とはどの程度を指すのか、という部分ですが、実はこの点を明確に示すことができる法的根拠は存在しません。ただ、医療者の一般的に考えて鎮静を実施した際に生命が短縮するのが「ほとんどない、あったとしてもわずか」と捉えているので、その前提に立つと「数日〜一〇日前後」と考えるのが妥当かなと思います。二〜三週くらいでも許容されるのでは、とも言われていますがそこは個別の要因もあり、法的に問題ないかは保証されていません。しかし一方で、一か月・二か月という「月の単位」の予後が想定されている場合の鎮静の実施は、明確に「寿命を大幅に短くする」ことが前提となっているので、許容されないでしょう。

患者さんの意思＝家族の意思ではない

そして5：「患者の意思表示」について。今回の『手引き』では二〇一八年度版で鎮静を行うに際し、「家族の同意もあることが望ましい」とされていた記述が「家族が理解し、希望していることが望ましい」と変更され、より患者本人の意思を最優先するべきことが明文化されました。

しかし一方で、間接的安楽死としての鎮静を実行するのであれば、患者さん本人への説明と同意が原則として必須である、ということも示されました。これはつまり、鎮静が必要そうな病態をたどることが予測される患者さんを中心に、まだ**意識が清明できちんと判断ができる時期に、鎮静について情報提供を行っておかなければならない**、という意味です。

これまでの臨床では、鎮静について事前に情報提供を行うことはほとんどなく、実際にかなり苦しい状態になってから、

「これまであらゆる手を尽くしてきましたが、あなたの苦痛を緩和する有効な手立てがありません。そこで、麻酔薬のようなものを使って、あなたの意識レベルを下げ、苦痛を感じずに眠って過ごせるようにするという方法があるのですがどう考えますか」

などと説明し、同意を得ていたのです。もちろんその頃にはほとんど受け答えができなくなっている患者さんも多々いますので、その場合は家族に同じ説明をし、同意を得ることをしていました。

もちろん、今回の『手引き』でも、本人の意識がない場合は、家族などの代理人が「本人が判断できるなら下すであろう結論」を推定して方針を決めていくことは許容される、とはしていますが基本的には患者さん本人と事前に話し合っておくように、ということが強調されています。

このことが生む、新たな問題点については後述します。

生命という最高法益

（刑）法学の立場を理解しようとするとき、その大前提として「生命は絶対不可侵であり、あらゆる権利よりも優先して保護される最高法益である」ということを押さえておくと分かりやすいです。

これは、たとえば「人の命を奪う」犯罪を犯したときは殺人罪に問われますが、それがもし「本人の同意や承諾があった」ことが明らかであれば同意殺人罪となり、法定刑がかなり減刑されます。しかし、逆の見方をすれば、本人がその死について同意・承諾していたとしても、刑法上の罪として裁かれることは免れないことを意味しています。

一般的に、自分で自分の生命を処分する自死には「可罰的違法性」はないとされています。しかし、罪に問われない＝適法である（自らの生命を処分する権利が法的に認められる）、ということにはなりません。これが適法であれば同意殺人や自死幇助も適法になってしまいますし、自死を試みた方を家族や医師が救命した場合、それは権利侵害として法的に裁かれることになってしまいます。つまりは**自分の生命を処分する権利（死の権利）は日**

本の法律上認められていないということなのです。

自己決定権は、日本国憲法に明示されていないものの一三条に規定される「個人の尊重」「幸福追求に関する国民の権利」という包括的基本権に含まれるとされていますが、その自己決定権をもってしても、「生命の絶対不可侵性」を超えることはできない、ということです。

その大前提を踏まえたうえで、次にこの『手引き』によって医療現場がどのように変わるか、そしてその問題点について考えていきましょう。

1：「患者中心」が強調されたことで、本人の権利が守られるように

まず一つ目は良いこと。

先ほども述べましたが、今回の『手引き』では二〇一八年度版で鎮静を行うに際し「家族の同意を得ることが望ましい」とされていた記述が「家族が理解し、希望していることが望ましい」と変更され、患者本人の意思を最優先するべきことが明文化されました。

持続的な深い鎮静をかけると、多くの場合はそのまま家族と二度と会話ができることな

く お別れ、となることが多いため、いわゆる「今生の別れ」を前にして家族がその実施を拒否するパターンがないとは言えません。それでも「患者が望んでいることだから」と、家族の反対を押し切っても鎮静薬を投与すれば、後々にトラブルとなる可能性もあるでしょう。だからこそ、二〇一八年度版では、「家族の同意が望ましい」と「同意」の文言が入っていたのでしょうが、それでは本人の人権が守られないケースがあると察したのでしょう。だからこそ、二〇一八年度版では、「家族の同意を得ること」が鎮静の条件となっていたのでしょうが、それでは本人の人権が守られないと察したのでしょう。患者さんが主体となって、自らの行く末を自ら決めていく。その当り前のことが、これまで進められていなかったことの方が問題でしたから、これは純粋にGoodです。

2：鎮静について「事前に情報提供を行い、同意を得ておく」べき？

ただ、「患者さん中心」の方針が打ち出されたことで、新たな問題が出てくると予測されます。これまでの持続的な深い鎮静については、本人が正常な受け答えが難しくなった際に、家族が患者本人の意思を推定する形で実行されていたケースがかなり多かったのではないでしょうか。

それに対し、今後は「間接的安楽死」まで含めて対応を考えていくうえで「原則として患者本人への（事前の）説明と同意」が必要とされたため、**人生会議**（Advance Care Planning）の場面において、持続的な深い鎮静についての情報提供とそれに対する本人の意思確認を行っていくことが無難、となっていくと思われます。

しかし、そうなると一つ問題が生じます。

それは、患者さんの側が（鎮静の要件を満たさなくても）**自分のタイミングで「もう眠らせてほしい」と要求を始めることが可能になる**こと。これは、実際に僕もこれまで何人もの方に鎮静について事前の情報提供を行った場合に経験したことです。

先述したように、「間接的安楽死」の要件を満たすためにはいくつかの条件が必要でした。その中で「耐え難い肉体的苦痛が存在していること」「死期が切迫していること」の部分が、患者さんの側から「もう眠らせてほしい」と望まれる場合には問題となるということです。

普通に考えて、患者さんはがんが進行するにつれて自らの心身に発生するさまざまな苦痛を生涯で初めて経験する場合がほとんどとなります。一般的に、死までの時間が短くなればなるほど、その苦痛は強くなったり、症状が多様になったりしていく場合が多いことは事実です。しかしまた、多くの場合はそれらの多様な苦痛に対してさまざまな薬剤やケアを用いて緩和することが可能です。

しかし、それは「苦痛の程度を一〇段階で表したとき、昨日まで九くらいの苦痛があったのが今日はまったくのゼロさ！」という状態になることを意味していません。「昨日九だった苦痛は、今日に四になり、そして明日は二まで下がるでしょう」といった感覚のほうが一般的です。その苦痛をゼロまで下げるように薬をどんどん投与すると、結局のところ薬の副作用のために鎮静状態と同じように一日中眠ってしまう状態になってしまうこともあります。

よって、僕らは患者さんに対し「あなたが大切にしたい価値はなんでしょう。その苦痛でどれくらい生活に影響が出ていますか？　あなたが大切にしたい価値は、苦痛によって阻害されていますか？　もし一〇段階で一～二くらいの苦痛が残っているとしたら、その痛みと一緒に日常生活を過ごしていくことは可能そうですか」と、うかがっていきます。

つまり、痛みを完全に取り除く「除痛」ではなく、生活を送れるようになるくらいのレベルである**「鎮痛」**を目指しましょう、というのが近年の緩和ケアが採る方針であることが多いのです。

そのような臨床において、患者さんはずっと感じる苦痛に対し「こんなに苦しい状態が長く続くのはもう嫌だ。もう眠らせてほしい」と言い出すことがあります。それは当然のことです。なぜなら、先にも申しましたが、患者さんにとってそれらの苦痛はたいていの場合は「初めて経験する苦しみ」ばかりだからです。いつ「今が人生の中で最高に苦しい瞬間！　耐え難い苦しみ！」と患者さんが主張してもおかしくないのです。

しかし、この状態のときに、実際の患者さんの残り時間がまだ二～三か月もあったりしたら？　これまで多くの患者をみてきた医療者からすれば「耐え難い肉体的苦痛が存在している」ほどではないと判断されたら？　そのような状態の場合「間接的安楽死」としての鎮静の要件は満たさないため、医者は当然、鎮静を実施できません。

「まだあなたは、眠りにつくべきときではありません」

と、医者は言うでしょう。

でも患者はその翌日、なんだか昨日よりも苦しい気がして医者に言います。

「先生、やっぱりすっきりしないんです。昨日よりも悪くなっている気がします。明日にはきっと、もっと悪くなりますよね。毎日こんな思いをするのは耐えられません。今日こそ眠らせてください」

でも、やはり医者は、

「まだあなたは眠りにつくべきときではありません。今日はこのお薬を増やしてみて様子を見ましょう」

と答えるでしょう。そのやり取りが毎日繰り返されるとしたら、患者は次第に「この医者は私が毎日耐え難い苦しみがあるって伝えているのに、一向に眠らせてくれない！」と、怒りを感じるのではないでしょうか。でも別に、医者は意地悪をしたいのではなく、法的にも倫理的にも「眠ってもらうことができない」のです。

そのように考えていくと、今回の『手引き』の記述に従い、「間接的安楽死」の可能性もカバーする形で運用するためには、事前の情報提供の際の説明を工夫する必要がありそうです。

具体的には、

「苦痛の緩和を〇〇などを用いながら行っていきますが、もし今後あらゆる手を尽くしても耐え難い苦痛が残ってしまう場合、麻酔薬のような薬を使って最後の時間を過ごしてもらうことができます。ただし、それを行うには条件が五つ揃わないとならないとされていまして……（五要件を見せながら）、これが揃ったときではないと法律違反になってしまう可能性がありますので、いつでもあなたが希望するときに実行できるということではないことをご理解ください。

ただ、この五要件を満たすかどうかは、私とあなたの間だけで決めることではなく、家族や他の医療者も含めたみんなで話し合いをしながら進めてまいります。また、もしこの五要件を満たす状態になったとしても、そういった麻酔薬を使って眠ってしまうのは避けたい、という考えもあって良いと思います。その点について、今の私の話を聞いてどう思いますか……」

などと、「あくまで法的に決められた基準であって、医者が恣意的にコントロールできるものではない」とお話ししていくしかないのかな……と考えています。

3：鎮静の要件で「肉体的苦痛」が強調されている

間接的安楽死の五要件がクローズアップされたことで、「肉体的苦痛」が強調された一方で「精神的苦痛」の取り扱いが難しくなりました。

先ほどもお伝えしたように、法学的立場は「心身二元論」を採用しており、そのうえで鎮静の対象となるのは「肉体的苦痛」と限定しています。しかし、僕は「肉体的苦痛」と「精神的苦痛」を分けるのは難しいと考える立場を取っているので、今回の『手引き』において「肉体的苦痛」だけが強調されているのには明確に反対したいです。

もちろん、法学的立場からはそうとしか言えない、というのはわかります。「患者の権利法」のような基本法も存在せず、判例も少ないうえに、これまでこの部分における議論すらほとんど行われてこなかった背景があるからです。

一方で臨床家である僕らは、本来その議論を始められる立場にあると思います。それなのに今回の『手引き』では、精神的・スピリチュアルな苦痛も耐えがたい苦痛の原因になりうる、と認めたうえで「精神的・スピリチュアルな苦痛単独では持続的な深い鎮静の対象とならない」と、心身二元論に則った結論に逃げている。これは「法的にそう言われているのだから、そうなのだろう」と、臨床側が流されているようにも読めてしまいます。

しかし、緩和ケアの原則からは、肉体的・精神的・スピリチュアルな苦痛は「**一つの痛み(全人的苦痛)**」として解釈されるのが、少なくとも近代的緩和ケアの分野では常識とされてきた中で、「肉体的苦痛」だけ取り上げて、それが耐え難いのかそうではないのかと議論することに意味があるのでしょうか。

僕の個人的な意見としては、

「患者さんが感じている痛みは肉体的・精神的と分離することは困難という前提において、仮に肉体的な症状が客観的に激烈とは言えないとしても、それに加えて精神的な苦痛も十分に重篤な場合においては、その患者さんが経験している一日という時間の中で、それは

『耐え難い苦痛』と表現されても了解可能なものである」

としたいところです。つまり、肉体的苦痛や精神的苦痛それぞれ一つずつは、バラバラにすればどれも「耐え難い苦痛」とは言い難いけど、それをすべて統合したときに一個の人間が体験する時間とすれば、それは「耐え難い」と言って差し支えないだろう、ということです。

もちろん、肉体・精神の複合的な苦痛があったとしても、「死期が差し迫っている」という条件を満たしていない状態で、本来生きられるはずだった時間を大幅に短縮することには与しません。

これまで見てきたように、鎮静の『手引き』は二〇一八年度版と比較して大きく進歩した部分も多くあります。患者の自己決定権を尊重したところや、法学的見解をかなり大きく紙幅を割いて掲載し、議論を促しているところなどは賞賛に値します。

しかし一方で、まだまだ議論が不足しているところが多々あること、また『手引き』がこの記載のままで運用されることで、不幸な転機をたどる患者がゼロにはならないだろう意味で、今後も改訂を続けていく必要性があると感じます。

その意味で、この『手引き』において「間接的安楽死」の文言が強調された一方で、その要件が以前よりも厳しくクローズアップされた結果、安楽死制度賛成派にとってはその代替手段としての鎮静という道は遠のいたのではないかと思うのですが、いかがでしょうか。

10

人生会議をすれば患者の尊厳は守られるのか

論点：人生会議をすれば患者の尊厳は守られるのか

本章では、いわゆる「人生会議（ACP＝Advance Care Planning）」をテーマに、「認知症をもつ方の意志決定はどうするのが良いのか？」を考えていきましょう。

人生会議って何だっけ

最近また、「高齢者の延命治療は保険外診療にすべきだ」とか「認知症で食べられなくなった高齢者に胃瘻《いろう》を作るのは無駄だ」みたいな議論が喧《かまびす》しいですね。こういった考え方は定期的に世間に投げ込まれては、その都度でこりもしない表層の炎上が繰り返されます。

そして、そういった極論に対して繰り出される反論《カウンター》の中に「終末期や認知症になる前に、自身の意思をきちんと周囲の方に伝える『人生会議』をするべきだ」といった意見が必ず出ます。

でも僕は、それは机上の空論と感じてしまっています。

「人生会議をすれば、終末期や認知症になったときに本人の意思が治療方針に反映され、本人の尊厳も守られるうえに家族も助かる」ということは（多くの場合においては）真実だとは思っています。医療の現場においても、たとえば意識不明の重体で患者さんが救急搬送されてきたときに家族から、

「父は普段から、自分の人生について○○ってよく発言していました。かかりつけの先生と話し合ったことを記した資料もあります。だから今の状況ならきっと父は××してほしい、って言うと思います」

という話があれば、僕らとしては大いに助かります（なぜなら、現状ではそういった事例がまだまだ少数［ほとんどない］からです）。

では、なぜ今はそうなっていないのでしょうか？

そもそも国民の間で、人生会議がどれくらい普及しているかご存じでしょうか？

厚労省が、二〇二二年末から二〇二三年初めにかけて国民や医療者を対象に人生会議の普及率を調査した結果があります（https://www.mhlw.go.jp/content/10801000/001235008.pdf）。

この中で、どれくらいの国民が人生会議を知っていたと思いますか？

回答を得られた三〇〇〇人のうち、「よく知っている」と答えたのはわずか「五・九パーセント」です。五・九パーセントと言われてもピンとこない方のために実数を計算すれば「一八〇人」。しかも、さらに言えばこの調査の回収率は五〇パーセントなので、実際には六〇〇〇人に調査用紙を配布して、そのうち「調査に協力しよう」という意識をもってくれた人の中での数字です。受け取った調査用紙を見なかったり、見ても捨ててしまった人などを含めれば、普及率はもっと小さくなり、最悪「三パーセント」ほどになってしまう可能性も高いと思います。

「それなら、医療者の方がしっかり人生会議を促していければ……」という意見もあるでしょう。

しかし、そこでさらに絶望的なのが、同調査で医師・看護師についても「人生会議を知っていますか」と尋ねたところ、「よく知っている」と回答したのが五〇パーセントに満たないという結果だったのです。

このような状況で、先ほど紹介したような「救急搬送で運ばれてきた患者・家族がかかりつけ医と日常的に人生会議を行っていた」といったケースが生じるのは……奇跡に近いと思われます。

もちろん、二〇一七年に人生会議の普及率を調査した結果に比べれば、国民・医療者ともその認知度は向上してはいるため、今後一〇年も経てば、人生会議を知っているという人の数は増えていく可能性はあります。

しかし、その言葉や概念の普及と、人生会議を実践する、という間にはまた大きな隔たりがあることが、「人生会議を行えば意思決定の助けになる」というお題目を空論と化してしまっています。

人の生き方は一様ではない

そもそも人は、そんなに素直に生きている存在でしょうか？

今日は「こんな感じで生きたい」と思っていても、明日は「あんな感じで生きたい」って思うのが普通じゃないでしょうか？　というより普段生活していて「自分の生き方」なんて考えないのが普通ですよね。

もちろん、病気を患っていたり、高齢になれば、若い健常者と比較して自らの今後を考えている方は増えていきます。しかしそれでも、人の生き方は一様ではありません。

僕の外来でも、全身にがんが広がってしまった高齢者に対し、抗がん剤治療をするか、緩和ケアに専念して体力を温存する治療にするか、と尋ねたとき、

「いやー、もう齢だからね。十分長く生きたし、これ以上苦しい治療をして長生きしてもね」

とおっしゃるので、

「じゃあ、緩和ケアに専念する方針で良いですね」

と僕がお返しすると
「何か抗がん剤以外に良い治療はないかね」

とおっしゃる方が大勢います。

――このやり取りだけ聞けば、患者さんの発言は矛盾していると思いませんか?

では、楽な治療であれば良いのかと考えて
「抗がん剤でも、若い方にするようなきつい治療ではなく、副作用を最小限にして寿命もそこそこ延ばそう、って方法もありますよ」

と提案しても、

「いや、だからもう長生きはしなくて良いんですよ」

と返されるので、一体どうしたらよいものか、医者としては混乱してしまうのです。

でも、それが普通の人間だと思います（上記のやり取りについても、理論的には矛盾しているのですが、医療者以外の方、たとえばご家族などが実際の現場で聞いていたら、特に違和感を覚えることがないかもしれません）。

人の生き方は一様ではないのです。**たくさんの矛盾を抱えていて、それを言語化することも整合性を取ることもせず、ただ生きている。**それを「生きたい」という思いで括ってみると、何となくその人の全体が見えてくる。

一方で、西洋医学的な考え方は、「対象を切り分けて理解する」のがベースですから、こういった矛盾を内包した「生き方」とは相性が悪いです。人が生きているというそのことには、絶対に切り分けられないところがあるから。人生会議もそもそもは西洋医学的・個人主義的な発想から出発した概念ですから、それを無理やりに人生全般に当てはめようとすると、どこかに歪みが生じてしまうのは当然のこと。

もちろん、患者さんや家族の中にも、自分の生き方や価値観をきちんと論理的に言葉にできる人もいます。でも、そうではない人のほうが圧倒的に多いです。そしてそれは別に悪いことではなく当然のこと。「ただひたむきに生きる」、そしてそれを特に意識しないで生きているということのほうが自然なんです。

人の営みとして、自然に、わかりやすいものであればもっと早く普通に広まっている。人生会議の枠組みは、あまりにも「人がもつ自然な感情」とかけ離れているから、広まらないのです。

自分が死ぬと思っている人はほとんどいない

そもそも、ほとんどの人は「自分もいずれ死ぬ」ということを意識していません。国が違うとまたわかりませんが、少なくとも日本人の多くはそうです。六〇歳の人は八〇歳まで生きられると思っていますし、八〇歳の人は一〇〇歳まで生きられると本気で思っています。もっと言うと、医者から「あなたの余命は一年ないと思いますよ」とはっきり告げられても、本人は「そうは言っても三、四年は生きられるだろう」と信じていたりします。

ただ、それはある意味幸福なことではあります。

日常に死があふれていた中世までであれば、人は事あるごとに死の恐怖に怯えなければなりませんでした。現代になって、自分の死が身近ではないからこそ、僕たちは安心して暮らしていけますし、仕事や遊びに没頭することもできるようになったといえます。

その意味で現代は、そもそも死を考えるのに向いていない。

僕からしてみれば、「高齢者の延命治療は保険外診療にすべきだ」とか「認知症で食べられなくなった高齢者に胃瘻を作るのは無駄だ」というのも、「人生会議をすれば患者の尊厳が守られる」なんて発言も、全部ペラペラの他人事に聞こえます。自分が死ぬと思っていないから、言葉に魂が乗っていない。重みがない。自分は死ぬと思っていないけど、他人が死ぬのはどうでも良い、という心理が透けて見えるのです。

11

認知症と安楽死

論点：認知症になる前に書いた安楽死の希望は、認知症後の患者さんにとっても有効か？

さて、前項では「認知症をもつ方の意志決定はどうすれば良いのか」を考えるため、まずは現在における「人生会議＝Advance Care Planning」について見直してみたのでした。では今回は、さらに考察を深めて「認知症をもつ方に対して安楽死制度は適応とすべきかどうか」を考えてみましょう。

オランダでの強制安楽死事件

認知症をもつ方に対する安楽死制度を考えるために、実際にオランダで起きた事件を取り上げましょう。

これは二〇一六年に、アルツハイマー型認知症を患ったある患者さんに対し、安楽死を行った医師が、検察に起訴されたという事件です。

患者さんは七四歳の女性で、二〇一二年にアルツハイマー型認知症と診断され、その一か月後にはオランダ安楽死協会にて安楽死要請書に署名しています。

盛永審一郎の『認知症患者安楽死裁判』(丸善出版)によると、その要請書の条項には、「私は夫と一緒に家に住むことが大好きです。それがもはやできなくなったとき、私に自発的安楽死を適用する法的権利を行使したいと思います。確かにいえることは、本当に私は認知症の高齢者のための施設に置かれたくないということです」

と記載されていたとのことです。

そして、同書の記載からその後の経過を追うと、患者さんは次第に認知機能が低下していき、二〇一六年には介護施設に入ることになりました。そこで主治医となった医師が、安楽死宣言書の存在を耳にし、さらに施設入所後「落ち着きがなく、混乱している」「患者が死にたいと少なくとも一日二〇回言った」といった状況をみて、安楽死の適用を考え始めたそうです。

そのうえで、医師は家族に状況について説明し、他のスタッフや安楽死の専門施設の医師、精神科医などとも相談したうえで、「安楽死の要件を満たしている」と判断しました。

二〇一六年四月二二日、主治医は家族が同席する中で、患者さんのコーヒーに睡眠薬を入れて眠らせ、安楽死の薬を投与しようとしましたが、患者さんが起き上がろうとしたために家族に患者さんの体を押さえさせ、そのうえで薬の投与を行ったということです。ちなみに、睡眠薬の投与も、安楽死の実行についても「患者はすでに病気についての認識や、意思決定能力がない」との考えのもとで、本人への相談や事前告知は行われなかったそうです。


この安楽死については、オランダで安楽死法が成立して以後、初めて医師が訴追される事件となりました。

安楽死審査委員会は、患者さんが自ら安楽死の要請を行っていないにもかかわらず医師らが安楽死の実行を決定したとし、また実際に実行の際に患者さんが起き上がるなど処置に抵抗するそぶりを見せたにもかかわらず、それを押さえつけて安楽死を完遂したことを問題視しました。

しかし、この委員会報告などに基づく訴追の結果、地方裁判所が出した結論は「無罪」というものでした。安楽死法には「書面による宣言書を患者自身が作成していた場合、医師は、この要請に従うことができる」とされており、「患者が意思表示できなくなった場合には、書面による意思表示書が〝現在〟の意思とみなされる」とするオランダ保健福祉大臣の安楽死法に関する回答も、二〇一四年に出されていたのです。

そして、オランダ最高裁判所は二〇二〇年、

「これまでは、患者に対して安楽死を求める意思を実施前に確認する必要があったが、今後はその必要がない」

との判断を下しました。

つまり、認知症をもつ患者さんが事前に書面で意思を示していれば、その事前意思に従って安楽死を施すことはいつでも合法である、とされたのです。

認知症をもつ方の現在の意思とは？

さて、では日本で安楽死制度を作るとして、このオランダの要件を日本にも導入すべきでしょうか？

そもそも、認知症をもつ患者さんが現在見ている世界は、認知症がないときに「認知症になったら……」と想像していた世界と本当に同一なのでしょうか？

認知症は、本当にざっくりした言い方をすると、「過去を失っていく病」という面があります。最初のうちは、今朝食事したかどうか（何を食べたかではなく）や、昨日誰と会ったか、といった比較的最近の事柄を覚えていられなくなります。段々と、過去に獲得したさまざまな経験や技術も失われていき、自宅の場所や電話番号、親しい人の顔、トイレへの行き方、そして最後には食事の食べ方もわからなくなってしまう、といった経過を辿ります。

その過程は、一日、二日で進行していくものではなく、年単位で悪化していきますが、最初のうちは「自分は認知症である」と認識できたものも、その認識が失われていくため「何が何だかわからない」となり、世界に対して恐怖を覚え始めたりする場合もあります。

皆さんは「過去を失う」経験をしたことがないから、その恐ろしさがどれくらいか想像したことがない……というか、生まれてこの方当然のように存在していた「過去」がなくなってしまうことなど、想像もできないはずです。

人は、「過去」があり、「未来」を想像できるからこそ、「現在」に立脚できる、という考え方があります。つまり、その「過去」がぐらつくことは「未来」を失わせ、そして「現在」すらもあやふやにしてしまう、という恐さがあるのです。

ただ、逆に言えば認知症の患者さんには「現在がある」と言い換えることもできます。

「過去」や「未来」は存在しなくても「現在」は感じることができる。認知症があっても、今どうしたいのか、という感情はその人の本当の感情です。

そう考えていくと、認知症をもつ方に対し、過去〜未来まですべてが揃っている僕たちが、その「常識」を当てはめて安楽死の是非を議論するのは、そもそもとして間違っているのではないか？　とも思うのですがいかがでしょうか。

そもそも、認知症がない人であっても過去と現在の意思が一致していることって、そんなに当たり前のことでしょうか？

一〇年前の自分と、現在の自分を比較して、価値観や考え方、そして死生観すらも、気づかないうちに変わっている方は少なくないと思います。さらに、自分の一〇年後、二〇年後を正確に想像できる人なんてどれくらいいるでしょうか？

たとえば自分は二〇年後には還暦をこえて高齢者となっていくのですが、そのときに自分が何を考えているかなんて想像もできません。もう仕事をセミリタイアして、遊びまくるぞ〜なんて思っているかもしれませんし、今と変わらず仕事に追われて全国を飛び回っているかもしれません。病気や事故などで心身に病を抱え、仕事だ遊びだなんて言っていられない人生を歩んでいるかもしれませんよね。そんな状況になったら何を考えるか、なんてそのときになってみなければわかりません。

では仮に、「二〇年後に認知症を抱えている」状況を想像してみましょうか。ひとくちに「認知症」といってもさまざまな状態がありますが、ここでは論理的整合性や記憶の整合性が失われ、自分一人だけでは生活が難しい状態だとしましょう。

では、こうなった自分を想像してみて、「それなら今から未来の自分がどうするかを決めておきたい」と考えることが腑に落ちるでしょうか。

逆に考えてみても良いでしょう。

今、この本を読んでいるあなたは何歳ですか？　三〇歳、四〇歳、五〇歳？　二〇歳以下の方には家庭が成り立たず申し訳ないのですが「二〇年前の自分に今の生き方を決められていたら」どう思いますか？

四〇歳の方であれば二〇歳の自分に、ということになります。そのとき仮に、「四〇歳になったらきっとシワとかシミだらけの顔になっているだろうから、整形手術でも受けてきれいで若々しい顔でいて欲しい」と言われても、実際に四〇歳になった今の顔を見てみて「まあ、この顔はこの顔で悪くはないよな」と思うこともあると思います。

皆さんは二〇年前に考えていた通りに生きていますか？　どちらかといえば「あの頃は

夢を見るばかりで考え方が甘かったな」と思い返すことの方が多いのではないでしょうか。でも、その当時から今までも「**今の自分の考えが自分の人生でベストな判断**」と思って生きてきたでしょう。少なくとも、「四〇歳になったときの自分のほうが良い判断ができるはずだから、判断は保留」して生きてきた方はほとんどいないはずです。

それなのに、生死に関することは二〇年前に取り決めたことに従って生きる、としても良いのですか？

このような問いかけには反論として「生死に関することは二〇代とか四〇代とかでは考えなかった、六〇代、七〇代になって初めて人生の総決算をするために考えるし、その後に認知症に陥るのがわかっているのであればなおさら、そのときの判断をベストとして良い」という意見が出るかもしれません。

しかしそれは、人生観や死生観までもが六〇歳あるいは七〇歳がベストということになりますか？　仮に認知症を抱えたとしても、八〇歳の「今の人生観」は間違いで、六〇歳の頃の人生観に従うべきだ、とする根拠になりますか？

そしてさらに考えるべきは、**認知症を抱えた後の自分は、それ以前の自分とは整合性が取れていない、**という面です。

先ほどまでの、「四〇歳になった自分」と「二〇歳の頃の自分」には、考え方や価値観に違いがあるにしても「同一自己」としての連続性・整合性はあるはずです。しかし一方で、「健常な六〇歳の自分」と「認知機能が低下した八〇歳の自分」の間には、本人の中での時間的連続性や整合性は失われてしまっているかもしれません。

この状況において、「人生には過去があって、未来があって、そして現在がある」のが当然の社会に生きている僕たちの論理を当てはめて良いのでしょうか。それはどうも、強者の論理に傾いてはいませんか？　そして、強者の論理に傾くということは、すなわちそこに優生思想が隠れている可能性があり、その論理展開で安楽死制度を語っていくことは、制度化の賛成派にとっては不利に働くと僕は思います。

もちろんこれは、法的な意味での同一性や人権としての個の保持とは別の話です。オランダの考え方は、どちらかと言えばこの法的権利としての考え方から、「事前指示書による安楽死」が認められているのでしょう。もちろん法的・人権としては日本でも同一性は保持されるべきですが、安楽死に関わる意思決定として、「八〇歳の自分」の価値観・人生観を無視して、「六〇歳の自分」の意思を優先するのはどうなのか、と考えなければなりません。

本書は、これまでも何度か申し上げていることですが、そもそもの前提として安楽死制度の賛成・反対を僕自身が明確に示すためのものではありません。あくまでも、「安楽死制度を議論するためにはこういう論点が考えられて、この点をきちんと考えないと賛成派も反対派も、有効な議論になりませんよ」という材料を提供するためのものです。

ただ、僕個人はどちらかといえば安楽死制度には反対の立場を取っている以上、どうしても賛成派にとっては耳が痛い論調になることは事実です。

今回のオランダの決定についても、僕個人的には賛成はしかねます。欧米的な契約論と個人主義的考えから言えば、この決定に妥当性があることはわかります。ただそれでも、今回の項で指摘したように、そこに「強者の論理を持ち込む」ことを許容したオランダの判断は、いわゆる「すべり坂」を下りかけているように思えてなりません。

認知症をもつ個人の意思を、一人の「今そこにいる」人間として評価する。そんな、言葉にすれば当たり前のことを、実行するのがどれほど難しいことか。それはやはり自分の中にも「強者の論理」を持ち出して何とも思わない「無意識の差別」が隠れているからかもしれません。

12

すべり坂は止められるのか

論点：いわゆる「すべり坂」を予防することは可能か？

前の章では、認知症のある方に対し、健常者の論理で回っているこの世界の「常識」を当てはめて判断するのは、いわゆる「すべり坂」を下りかけているように思えてなりません、という話をしました。

これは、オランダだけの問題ではなく、安楽死制度を許容した他の国でも同様で、制度が定められた当時に想定していた安楽死対象者よりも幅広い方へその権利が与えられるようになっています。

これがまさに「安楽死制度をひとたび認めてしまうと、最初は肉体的苦痛に苛まれる終末期患者のみ、としていた対象が、あれよあれよと精神的苦痛や小児、終末期ではない方々にまで対象が拡大していく」という**「すべり坂現象」**です。当初、オランダもその他の諸外国も「すべり坂」なんてことは起こらない、と嘯《うそぶ》いていたにもかかわらず、少なくとも遠い国である日本から眺める立場では、どう見ても彼らは坂をずるずると下って行っています。

しかも恐ろしいのは、その国の方々が「下って行っている」ということに無自覚なのではないか？　と見えることです。もう少し正確に言えば、実際にはすべり坂を下って行っているにもかかわらず、そこにもっともらしい理由をつけて「これはすべり坂ではない」と言い張っているだけのように見えます。

「すべり坂ではない」という反論においては、

「こういったケースは本国において、社会的に十分な議論を重ねたうえでの結末だ。裁判でも何度も審議された。そもそも制度とは、国民が求めるものに従って常にアップデートされるべきだ。それは安楽死制度だって例外ではない」

などと言われるかもしれません。

しかし、「国民が求めている」「十分な議論と法的検討を重ねた」「改悪ではなく改善だ」

という見え方は否定しないまでも、それと「すべり坂かどうか」は別の枠で考えるべきです。「すべり坂」が、先に示したように「ひとたび安楽死制度を認めると、その対象者がどんどんと拡大していく」と定義されるのであれば、諸外国はどんなに言い訳をしたところで、確実にすべり坂を下っています。

それならいっそのこと、「安楽死制度を認めると、（少なくとも現状のシステムの中では）すべり坂を下っていくことを防ぐことはできない」と開き直ってくれたほうが、日本を含めた他の国々でも安楽死制度を議論・設計するときの役に立つと思うのですが……。

そもそも、なぜ「すべり坂」を下ってしまうのか

どんなに優れたシステムがあっても、そして社会が有効に機能していたとしても、安楽死制度は「すべり坂」を下って行ってしまうのであれば、その理由は何でしょうか。

もちろんさまざまな理由は考えられると思いますが、僕はその一番の理由は「**死による問題解決の甘美さ**」だと思っています。

死による問題解決が甘美、などという言葉を用いると少なからず批判を受けそうですが、これは宗教的にも何百年もの昔から言われ続けてきたことです。

たとえば、宗教はその教えによって死を超越した境地にたどり着くことをその目的としている場合がありますが、それと同時にその死の世界に自ら赴くことを禁じていたりします（そうではない宗教もありますが）。その理由は、宗教的解脱によって、死の恐怖から解き放たれたとき、生の世界の醜さや理不尽さよりも死の世界を求める欲求が勝る場合があるから、とされているそうです。

そして僕自身も、病院で死に瀕している方々と何百人と接してきた中で「死による問題解決」への誘惑を感じたことは一度や二度ではありません。毎日毎日繰り返される、医療や世界に対する怨嗟《えんさ》と悲嘆の声。仮に、身体の痛みは完全にゼロになったとしても、患者さんたちのこの世への呪いの声はとどまることを知らない……という場面はしばしばあります。その声を聞くために、毎日毎日病室へ足を運ぶ日々を想像できますか？

もちろん、僕らにとってはそれが仕事ですから、その声を受け止めることからすべてが始まる、という面がありますし、患者さんの死を望んだことなどは一度たりともありません。しかし、患者さんが徐々に弱っていって昏睡状態になり、呪いの声を出せなくなったその朝に「ああ、もう彼の苦しみを受け止めなくても良いんだ」という安心感が心の片隅に浮かんでぞっとすることがあります。

僕の場合は医師としての倫理観があるから、湧き上がってくるそんな感情に蓋をすることは可能ですが（それはおそらく宗教者も同じ境地なのでしょうが）、感情コントロールの訓練を受けていない市井の方々は、「死による問題解決」の誘惑に耐えられる人ばかりではないでしょう。

僕は諸外国の安楽死制度が、明確にすべり坂を下って行っている現状に対し、「人であれば当然そうなってしまうだろう」と、ある意味同情的に眺めています。

では「すべり坂」は予防可能なのか

僕は先ほど、安楽死制度を運用している諸外国では「安楽死制度を認めると、（少なくとも現状のシステムの中では）すべり坂を下っていくことを防ぐことはできない」ことをまずは認めるべきだ、といった主旨の発言をしました。

それはまず、この前提を共有できなければ、その予防を考えることは不可能だからです。例えるなら「風邪なんて存在しない」と主張されている社会で、風邪の予防を考えようなんて気にならないですよね、ということです。「すべり坂は存在する」。この前提からそれを予防できるかを議論すべきです。安楽死制度に賛成派の方は「すべり坂は存在しない」という主張はもう取りやめたほうが、建設的な議論に向かえると思います。

また一方で、ここで考えるべきは「すべり坂があるから安楽死制度は止めよう」ではありません。安楽死制度をめぐる議論では、反対派から「すべり坂」を危惧する意見も飽きるほどに提言されますが、賛成派から「運用をきちんとすればすべり坂は防げる」という反論を受けるとそこで手詰まりになります。その後は「できる」「できない」の水掛け論が繰り返されるだけで時間の無駄ですから、そんな前提もまた止めましょう。

考えるべきは、「安楽死制度に必ずつきまとう『すべり坂』を、完全に止める手立てはあるか」という手段です。それについて賛成派が何かを考えつくのであれば、賛成派の優勢になりますし、何も考えつかなければ反対派の勝利になってしまいます。

さて、読者の皆さんなら、どんな運用方法が思いつきますか？

僕なら……**安楽死制度については間接民主制ではなく、ゆるやかな直接民主制を採る**、というのを一案としてあげます。

つまり、国民投票で制度のすべり坂を防ごうという魂胆です。しかも、単にその投票で過半数を獲得すれば良いという話ではなく、完全に国民の五〇パーセント以上が制度の改変に賛成の意図を示さない限りは無効、とする案です。

たとえばですが「制度の変更が国会から発議された場合に国民投票を行い、有権者の投票率が七〇パーセント以上かつ賛成票が七五パーセントを超えた場合」に、制度を改変できる、といった条件を最初から法律の中に盛り込んでおく、といった運用だとどうでしょうか。憲法改正よりも厳しい条件なので、この運用を実際に通すのは難しいかもしれませんが。

しかし、安楽死制度は国民一人一人の生死に関わるものですので、それが「すべり坂」を下らないようするためには、少なくとも国民の半分以上は明確に賛成している、という状態でなければ「国民みんなでその道を選びました」とは言えないのではないかなと僕は思います。

ちなみに、ここで述べている国民投票の案はあくまでも「制度の対象となる方の範囲を広げる」場合に行われるものであって、制度を開始するときにもこの手続きが必要かといえば、そうは思いません。制度全体の設計をするためには、どうしても総花的な部分が出てこざるを得ず、それを国民投票にかけるなどすれば「総論賛成、各論反対」の方々が大量に発生して、結局のところ国民投票で否決されるだろうことは目に見えているからです。よって、制度の全体については間接民主制、つまりは国会で十分に議論をして決定すれば良いと僕は考えています。

それに対し、対象者の拡張に関する国民投票はワンイシューで投票することになるので、総論は存在せずに各論のみですから、話がわかりやすく国民投票に向いていると僕は思います。

たとえば、これまでの論点でも出てきたように

「身体的苦痛だけではなく精神的苦痛に対しても対象を広げて良いか」

「成人だけではなく小児にも対象を広げて良いか」

「終末期（たとえば六か月以内の余命）に限る、という条件は撤廃して良いか」

など、それぞれの発議は国会で行い、そののちに上記のような国民投票を入れる仕組みにすれば、かなりすべり坂は防げるように思います。

ただもちろん、この案もまったく完璧とは言えません。本当に、投票率が七〇パーセントを超え、そのうちの賛成票が七五パーセント、という条件をクリアしてしまう可能性もあるからです。その場合は、国民がその道を自ら選んだ、ということでそれもまた良しとするしかないかなと思いますが。

13

それは実質安楽死の容認なのでは

論点：京都地裁判決は実質的な安楽死の容認になり得るか

二〇二三年三月五日、難病のＡＬＳ（筋萎縮性側索硬化症）を患う京都市の女性を、本人からの依頼で殺害した罪などに問われていた医師に対し、京都地方裁判所は「短時間で軽々しく犯行に及び、生命軽視の姿勢は顕著で強い非難に値する」と述べて、懲役一八年の判決を下しました。

被告となった医師は無罪を主張していたそうですが、この判決の内容自体は、現行法を鑑みて、犯罪性を否定できる要素はなく、量刑の軽重は別として有罪は免れ得ないものでしょう。

被告は控訴するようですが、大勢は決したと考えて良いかと思います。

僕たちが論点とすべきはその先、今回の判決で京都地裁が示した「患者などから嘱託を受けて殺害に及んだ場合に、社会的相当性が認められ、嘱託殺人の罪に問うべきでない事案があり、それに必要な要件」についてです。

以下、その要件についてNHKの記事から引用します。

【前提となる状況】

まず前提として、

▼病状による苦痛などの除去や緩和のためにほかに取るべき手段がなく、

かつ、

▼患者がみずからの置かれた状況を正しく認識した上で、みずからの命を絶つことを真摯に希望するような場合としました。

【要件1　症状と他の手段】

そのうえで、医療従事者は、

▼医学的に行うべき治療や検査等を尽くし、ほかの医師らの意見なども求め患者の症状をそれまでの経過なども踏まえて診察し、死期が迫るなど現在の医学では改善不

可能な症状があること、
▼それによる苦痛などの除去や緩和のためにほかに取るべき手段がないことなどを慎重に判断するとしました。

【要件2　意思の確認】

さらに
▼その診察や判断をもとに、患者に対して、患者の現在の症状や予後を含めた見込み、取り得る選択肢の有無などについて可能な限り説明を尽くし、それらの正しい認識に基づいた患者の意思を確認するほか、
▼患者の意思をよく知る近親者や関係者などの意見も参考に、患者の意思が真摯なものであるかその変更の可能性の有無を慎重に見極めることとしました。

【要件3　方法】

また、患者自身の依頼を受けて苦痛の少ない医学的に相当な方法を用いるとしました。

【要件4　過程の記録】

そして、事後検証が可能なように、これらの一連の過程を記録化することなど、あわせて4つの要件が最低限、必要だとしました。

(https://www3.nhk.or.jp/news/html/20240305/k10014379911000.htm)

これらの要件自体は、名古屋安楽死事件（一九六二年）、東海大学安楽死事件（一九九五年）の際に示された要件をほぼ踏襲したものではあるものの、二〇二三年に改めてこの要件が示されたことの意義は大きいのではないでしょうか。

東海大学安楽死事件でも、この要件を厳格に満たした場合については「違法性はないために阻却される（刑事責任の対象にならず有罪にならない）」とされており、今回の京都地裁の判決は、その判断を強化したものといえます。

つまり今回の事件については、明らかに四要件を満たしていないため有罪は免れ得ませんが、逆に言えば、もっと時間をかけて丁寧に手順を踏めばこの四要件を満たすことができたかもしれません。そして、今後新たに安楽死を希望する方がいた場合に、**これらの四要件を満たすことが可能なら、日本でも実質的に安楽死は可能になったと言える**のではないでしょうか。

四要件は本当に満たせるものか検証してみよう

ではここからは、この四要件は本当に満たせるものなのかを考えてみましょう。

まず、前提条件の「病状による苦痛などの除去や緩和のためにほかに取るべき手段がなく」のところが引っかかります。緩和的鎮静という手段がある以上、それを行わずに安楽死を実行すれば要件を満たさない可能性があります。よって「緩和的鎮静が適応とならなかった」ことを記録にきちんと残しておく必要があります。

次に、「死期が迫るなど現在の医学では改善不可能な症状がある」は、いわゆる「余命要件」について示しているわけですが、ここで具体的に「○○か月」といった数値を示していないのが、曖昧でずるいなと思います（安楽死制度を認めるための判決ではないため仕方がないのですが……）。

少なくとも六か月以上の予後を見越しているのに、安楽死を実行してしまったら、さすがに要件を満たしたとはいえないでしょう。では、何か月なら良いのか？　というのに医学的・法的な根拠はありませんが、予後一か月（つまり週単位の予後）が予測される場合なら、要件を満たしていると判断されるかもしれません（その根拠とするのに用いた予後予測ツールと計算方法を記録に残すべきでしょう）。

それ以外については、患者さん本人とその家族の同意、第三者の医師の認証、また安楽死に使用する薬剤の選択などを満たせば良いため、これらはオランダなど諸外国の手順を参考にすれば十分に可能でしょう。

こう考えていくと、**理屈としては日本においても安楽死の実行は可能になってきている**ともいえるかと思います。今回の京都地裁判決では、「肉体的苦痛」だけに限定する文言が入っていないことも大きいです。

ネックとなるのは、判例が現時点ではすべて地裁判決であることです。できれば最高裁での裁定が欲しい。今回の嘱託殺人事件においても、裁判は最高裁までは進むかもしれませんが、今回の四要件についての可否を議論するのが本質ではないでしょうから、その意味で安楽死制度を前に進ませるようになるかは期待が薄いかと思います。

よって、今回の京都地裁判決で、東海大学安楽死事件判決と比較すれば、安楽死制度は実質的に前に進んだとは言えますし、京都地裁判決を元に安楽死を実行したとしても罪に問われない可能性は高くなってきたとは言えますが、この判決を元に安楽死を実行に移す医師が出るところまで進んだか、と問われると現実的ではない、というのが僕の結論です。

とはいえ、「安楽死でしか苦痛を取り除けない」方が世の中に存在することは事実です。緩和的鎮静はその次善にはなり得ますが、代替ではありません。

スイスの自殺幇助団体「ライフサークル」も、二〇二四年現在、新規会員の受け入れを停止しており、日本人が安楽死を行える道はより狭くなってきています。

安楽死制度の是非よりも、そのための議論が止まっていること自体が問題と僕は考えています。

14

分母を増やすのは無駄にならない

論点：安楽死の議論は本当に「進んでいない」のか

「安楽死制度の議論は、日本では全然盛り上がっていかない」という声を、ときどき耳にすることがあります。

たしかに、日本においてはときおり過激な人が過激なことを言って炎上して終わるくらいなもので、安楽死制度構築に関する建設的な議論は進んでいるとは言えないかもしれません。そもそも、（積極的）安楽死制度どころか、終末期において治療を差し控えていく、いわゆる尊厳死（消極的安楽死）についてすら、法整備が進んでいるとは言い難い状況が何十年も続いています。

「各種ガイドラインに従い、手順を踏んで関係者と話し合いさえしていけば、現在の制度内でも尊厳死（消極的安楽死）は可能である」と、一部の人は言うかもしれませんが、「法的根拠がない」ということは「医療業界の常識になり得ない」ということでもあります。

前章で取り上げた、「京都嘱託殺人事件」においても、亡くなられたAさんは生前、胃瘻からの栄養療法の中止を求めたにもかかわらず、医師がその願いを聞き入れることはなかったとされています。医師としての「常識」として、仮にそれが患者本人の意思だとしても、明らかに生命を縮める可能性が高い行為に手を貸すことへは強い拒否感が生まれるのです。

しかし一方で、胃瘻からの栄養療法も含む「医療行為」はそもそも、患者と医師との契約に基づいて実行されるべきものですから、患者の意思を無視して医療行為を続けることはできないはずなのです。しかしそれでも「慣例」や「常識」に従って、とにかく命を延ばす治療が最優先される……「法的根拠がない」とはこういうことなのです。

では、このような現状において、安楽死制度の議論を呼びかけていっても無駄なのでしょうか？

いわゆる「賛成派」がいくらSNSなどで呼びかけても、「反対派」もまた声をあげ続けますし、一歩も先に進まない感のある現状においては、いくら活動を続けたところで徒労に過ぎないのでは……と考えてしまうのも頷けます。

しかし、僕はこういった議論を呼びかけていくことは、決して無駄ではないと考えています。

それは、「**呼びかけを行わない限り、分母が増えない**」と考えているからです。

たとえばある村で、安楽死制度に興味がある人が二〇〇人いるとしましょう。そのうち五〇人は賛成派、また一方で反対派も五〇人。そして残りの一〇〇人は、「興味はあるけどどっちつかずの人」です。

ここで、もしこの村で安楽死制度を実現するために必要な賛成票が「一〇〇票」必要だとして、あなたが賛成派だったらどうするでしょうか？（なんだか変なルールですが思考実験なのでお付き合いください）。

第一に賛成派が考えるであろうことは、反対派と議論して彼ら／彼女らを論破することです。たしかに、完膚なきまでに論理で勝利すれば、五〇人のうち何名か（の論理的な人）は、賛成派に転じてくれるかもしれません。ただ、論破された＝「自分の考えが間違っている」と認識する＝賛成票を投じるとは限らないでしょう。逆に論破されたことで意固地になってしまう可能性もあります。つまり、この反対派五〇名を賛成派に転じさせることは、労力の割に合わないほど難しいことなのです。

次に、どっちつかずの一〇〇人を懐柔することを考えます。これも賛成派の立場から、丁寧に安楽死制度の必要性を説いたり、感情に訴えかけることによって、一〇〇人のうち四〇人は賛成票を投じてくれる側になってくれるかもしれません。しかし一方で、反対派だって同じことを考えて、同じように懐柔を図ります。結果として、一〇〇人のうち四〇人が反対票を投じることになれば、賛成票は九〇、反対票も九〇、どっちつかずのまま二〇（投票しない）となって、安楽死制度は成立しませんでした、という結果になるのです。

つまり、ここで言いたいことは、それだけ**「他人の意見を覆すことは難しい」**ということです。

だとしたら、どうするか。

ここで、この村のルールを思い出してください。この安楽死制度が成立するために必要な賛成票は「一〇〇票」です。これは、「過半数」という意味ではなく、絶対的に「一〇〇票」集めれば成立する、というルールなのですね。

そして先ほどの描写では、この村には「本来いるはずの人」がカウントされていませんよね？

そう、実は「安楽死制度なんて知らない／興味がない人」が存在しているはずなんです。しかし、最初の設定では彼らの存在が除外されたところで話を始めていました。

そこから設定を少し変更して、たとえば彼らも含めた人数で見てみると、村には全部で一二〇〇人（最初の二〇〇人＋一〇〇〇人）いたとします。そうなるとどうなるか。

この状況であれば、「安楽死制度なんて知らない／興味がない人」に対して、「安楽死制度を知ってもらう／興味を持ってもらう」ための行動を起こすのが、実は最も簡単なのです。安楽死制度に関するキャンペーンを打つ、CMを打つ、ポスターを貼る、SNSを関連する議論で埋め尽くす……などなど、もちろん労力やお金はかかりますが、「他人の意見を覆す」ことに比べれば、ムーブメントを作り、人の心に「興味関心」の火を灯すことは、それほど難しいことではありません。

さらに実験を進めましょう。

そうしたキャンペーンにより、存在が確認された一〇〇〇人のうち、二〇〇人が興味を持ち「票を投じてみようかな」という考えに変化したとします。投票の意思が見えたなかでも「賛成」「反対」「考えてみたけど、どちらでもない」という三派にまた分かれることになると思いますが、この新たに関心を持った二〇〇人の割れ方が、最初と同じように賛成五〇人、反対五〇人、どちらでもよい一〇〇人になったとしたら、どうなるでしょうか。

先ほどの結果と合わせてみますと……投票した人は全部で二〇〇人。賛成は一〇〇人、反対も一〇〇人。となると、可決の条件は変わっていないので、安楽死制度設立に必要な一〇〇票を獲得することができ、めでたく制度成立！　となりました（投票に行かなかった残りの一〇〇〇人の内訳は、興味があったがどちらでも良かった人が二〇〇人、最後までまったく無関心の人が八〇〇人）。

「いや、こんなこと現実では絶対に起こりえないよね」

とおっしゃるのは簡単です。しかし、本当に「起こりえない」でしょうか？

私の見たところ、**現実の選挙でも現在同じことが起きている**ように思います。

たとえば最近の国政選挙での投票率はだいたい五〇～六〇パーセントほどで、投票された票のうち過半数を占めた党が与党となり国政を担うわけなので、実質、国民の意見の三〇パーセントくらいしか政治には反映されていないのが現状（僕たちの日常）なわけです。

つまり、国において物事が決まるにあたっては別に過半数の意見を押さえる必要などまったくなく「ある程度の数の声が社会で上がっている」だけで十分なのです。問題は、その「閾値《いきち》」がどれくらいなのか、という点だけです。

そう考えていくと、実は安楽死制度の議論は、反対派を賛成派に転じさせるような議論をしていくのではなく、**「裾野を広げる」キャンペーンをしていったほうが効率が良いことになります**。キャンペーンによって興味関心を持つ人が増えさえすれば――もちろん、その人たちは「問題」を知った後で、自由意志によって賛成・反対と分かれていきますが――結果的に「賛成の声」の絶対数が高まることで、社会は変わっていくのです。


ちなみにこのロジックは、他のさまざまな場面で応用できます。

たとえば、「良い写真を撮りたい」と言っているのに、一日に写真を一枚しか撮らないとしたら、一日に一〇〇〇枚写真を撮る人にかなうはずがありません。それは単純に「たくさん撮った方が写真がウマくなる」だけではなく、絶対数を高めることで、その中に「良い写真」が含まれる確率を高めるということです。

ビジネスでも「成功したい」と思うのであれば、とにかくチャレンジしてみる母数が増えなければ成功者も出ません。だとしたら、完璧なビジネスプランが組みあがるまでスタートを遅らせ続けるのではなく、失敗したとしても何度でも気軽に挑戦できる、という文化があるほうが、結果的に成功する人たちは増えていくはずです。

このように**「母数を増やす」アプローチ**は、「質を高める」アプローチとときに対になって語られることが多いですが、僕は活動においてはまず「母数を増やす」アプローチこそ重要と考えています。

安楽死制度の議論を行ううえでも、この「母数を増やす」ことを意識して、反対派との議論を繰り返したり、境遇の苦しさを訴えたりするより、「ここに『安楽死制度』というテーマがある」ということをまずは知ってもらい、どういう考え方や立場があるかについて、広く告知していくことが、結果的にその具現化・具体化に向けての速度は早まるものと、僕は思っています。

15

安楽死報道のあり方

論点：この日本において「国民的議論」は可能なのか

二〇二四年六月、ある安楽死に関するドキュメンタリー番組がフジテレビで放送されました。

子宮頸がんから全身に転移をし、視野や平衡感覚なども失われた四〇代の女性。止まらない咳や、痛みに耐えるシーンもそのまま映されていました。

そして、彼女の夫と二人の娘が登場し、夫との出会いや娘さんが誕生してからの家族との交流が描かれていきます。その後、病気を発症してから、安楽死をめぐる家族の中でのやり取り、そして最後はスイスに夫婦で赴いて、オンラインの向こう側では娘さんたちが見守る中、息を引き取るまでの様子、そしてその後の家族の生活……。

スイスでの安楽死を取材した報道は、ここ最近では年に一～二回程度、どこかの局で放送されています。

たとえば、この二〇二四年の放送と同じディレクターが手がけた「最期を選ぶ　～安楽死のない国で私たちは～」は二〇二三年の放送。TBSでの「報道特集」も二〇二四年。またNHKが手がけた、安楽死の特集は二〇一九年の放送でした。その他にも一五分～二〇分くらいの特集番組という形では、いくつか放送があったと記憶しています。

では、こういった繰り返される報道を通じて、安楽死制度の議論は「前に進んでいる」と言えるでしょうか？

安楽死に関する報道に何を期待するか

二〇二四年のフジテレビのドキュメンタリーは、本人の考えや生き方、家族の思いを淡々と流すにとどめ、それを良いとも悪いとも評価しない番組の作り方をしているように見受けられました。

一方で、これまでの番組の中では、安楽死を望んだ方と対にするように、安楽死に反対する方を登場させ、まるで「両論併記」といった構成での放送も多くありました。また、番組内でコメンテーターなどが登場し、安楽死制度の説明から、世界の情勢までを解説しながら、スタジオ内で賛否両論のディスカッションを行うといったものもありました。

僕個人としては、フジテレビの放送のように、ただあるがままの姿を報道する形のほうが望ましいように思います。それは、個々人の人生を「正しい」とか「間違っている」といった軸で評価するのが、安楽死に関する議論を進めていくうえで害になりうると考えるからです。

本書の中では、「安楽死制度が必要な人は、少数ではあるが存在する」という前提で議論を進めてきました。しかし一方で、大多数の人にとっては安楽死制度は必要ないものですし、僕ら医師としては、「本来は安楽死制度が必要なかった人」が安楽死で死に至ることを防ぐ使命があります。そういった構造になっているところに、一人の人生を取り上げてその「評価」をするのは、大多数の論理で一人の生き方を潰す行為につながりかねず、安楽死制度の前提として必要な「個人の尊重」に反する流れを生み出してしまいます。

ではこれからも、安楽死を望む方々の声や生き方を、そのまま放送し続ければ、安楽死制度がある未来へ向けて、議論が熟成していくのかと言われれば、それも疑問です。

そもそも、今の日本において「国民的議論」を行うことなど可能なのでしょうか?

一昔前の、「お茶の間で家族全員が食卓を囲みながらテレビを見る」といった光景が失われ、多様性が尊重されつつある今、報道によって国民全体を一つの方向に向けての議論を巻き起こせるほどのパワーは期待できないでしょう。

少なくとも、ドキュメンタリーを年に一〜二回流し続けるだけでは、そのときそのときはSNSなどでも話題に挙がるものの、単に一時の花火で終わるだけ……。

次の報道番組が作られるときには、また熱量ゼロからのスタート。その繰り返し。今の日本において、本当に「国民的議論」を醸成していきたいのであれば、報道にも長期的な戦略が求められるのでしょう。

しかも、安楽死制度はセンシティブな話題であるため、「賛成」「反対」どちらの色を濃くして報道したとしても批判を浴びる可能性があります。特に「賛成」の側に立ちすぎてしまうと、最近のポリコレの風潮によって番組自体が潰されてしまう可能性もあるかもしれません。

では、どのような役割を報道に期待できるでしょう？

僕であれば「今現在、安楽死制度の議論はここまで来ている」といったニュースを、一〇分ほどで良いから三〜四か月ごとの定期的に報道する、といった戦略を考えます（実現可能性については置いておいて)。つまり、報道に「マイルストーン」の役割を担ってもらうということ。

「今、世界はこういった現状になっている」

「日本においてはこの部分は議論が進んでいるが、この点については停滞している」

「この論点における賛成・反対のこれまでの意見は以下の通りだが、現在はこの意見の中でこの部分を中心に進んでいる」

などのトピックについて、SNSや有識者の意見をまとめながら細かく発表していくということ。こういったマイルストーンがあれば、国民にとっては議論全体がどういった流れで進んでいるのかがわかりやすいうえに、一時間番組を見るでもなく、朝の一〇分間報道の中で定期的に話題に触れさせられることで、興味関心を持ってくれる方も増えていく。少なくとも、毎回毎回「今、初めて安楽死制度の議論が始まりました」といった雰囲気から番組が作られることもなくなるでしょう(もちろん、途中から興味を持ち始めた方のために、議論の歴史を振り返る番組もときどきは必要でしょうが)。

しかも、この報道の仕方であれば「今、ここまで議論が進んでいます」を示し続けるだけなので、特に賛成・反対どちらにも加担することなく中立な立場で報道を続けることができます。

こういった報道を可能にするためにも、安楽死制度に関する世界的な議論の論点整理は大事なのです。

安楽死制度における議題（考えるべきポイント）は多岐にわたっています。よって、一度にたくさんの論点を取り扱うことはできません。もし一度に行うとしたら、議論の中身は薄まり、内容を深堀りすることもできず、なんだかよくわからないまま番組の時間を使い切ってしまうことになります。

この本の中でずっと取り上げてきましたが、「患者の権利法」「余命要件」「疾病要件」「緩和ケアによる代替可能性」「すべり坂」「子どもの安楽死」「認知症の安楽死」などなど、それぞれ一つの論点だけをとってみても、数時間は議論できる内容です。それを雑に「日本における安楽死の必要性を考える一時間」でくくってしまうことは、ただでさえ環境的に議論が起こりにくくなっている中で、これらの論点が国民的議論に発展する可能性を削いでしまうのです。

では、世界的な議論の論点整理、あるいは本書で提示したようなポイントについて、どこで話をしたらよいのでしょうか。

それが現状の大きな問題点とも言えると思います。安楽死制度には「論壇」を象徴する場が現在、明確に存在していません。政治の場で俎上《そじょう》にのぼるような議題でもなく、また学会のような機関もありません。定期的にフォーラムを開催したり機関誌を発行したりするような全国的な組織でもあれば別ですが、そういったものも存在しません。

つまり「今、国民的議論はここまで進んでいます」といった明確なマイルストーン（根拠）をどこかに見つけに行く、ということがかなり難しいのです。

国民的議論が発生しないのは、安楽死制度反対派にとって有利に働きます。「まだ議論は始まってもいない」「制度化するには時期尚早だ」などと口実を作ることがいくらでもできるからです。賛成派が存在しているのに、ただ黙っているだけで自然と反対派が有利になっていく……この状況は、フェアとは言えないと思います。せめて、論壇を発生させる、議論の場を設けるといったことで「皆が制度について知る機会」を可視化し、議論に必要な情報に触れる機会を均等化しなければ、建設的な議論に進むことはできないと考えています。

インターネットの普及に伴い、その影響力が衰えたと言われるテレビや新聞ですが、まだまだ大きな力をもっていることは事実です。僕は、報道機関が協力すれば、こういった「議論のプラットフォーム」を作れるのではないかと期待しています。

あとがき

先日、岩手県の遠野に訪れた際、民話の語り部の方から「座敷わらし」の昔話を伺いました。

「むがす、あったずもな（昔あったそうな）」から始まる座敷わらしの物語は、栄えていた家から座敷わらしが引っ越してしまうと、その家は没落してしまうというお馴染みのもの。

しかし、その先に続く語り部の言葉がちょっと恐ろしい。

「座敷わらし、っていうのは昔でいうところの『座敷牢』に由来している、という説があって。昔は、障害をもって生まれてきたり精神を病んだりすると、『家の恥』として人様に見せないように座敷牢に閉じ込められていたんです。家族の中でも、他の子どもたちにはその存在を知らされていない、なんてこともあったから、奥の座敷でザワザワと音が鳴ったりして子どもたちが『あれは何の音？』と聞くと、大人たちが『あれは座敷わらしじゃないかな』って答えていたとされているんです」

囲炉裏ばたで淡々と語る語り部の表情に、うすら寒いものを感じたのは僕だけではなかったはず。

他にも、遠野といえば河童が有名ですが「遠野の河童は赤い」という説があり、その由来の話の中で、

「遠野の川には昔、口減らしのために生まれたばかりの赤ちゃんを投げ込んでいた、という話があって。そこから出てきた河童だから『赤い子』の姿になった」

という話がまことしやかに語られています。

僕らは子どもの頃から、座敷わらしや河童の物語を、まるで「身近にいる（いた）友達」のような感覚で聞いていたところがありますが、その背景にはこのような歴史の闇が隠されていたりします。もちろんそれは東北のいち地方でしか起こっていなかった特殊な事例ではなく、日本全国で散発的に発生していたことだったのでしょう。

時を経ての現代、そんな残酷な事例はほとんど解消された、と考えるのが普通でしょうか。しかし実際には、座敷わらしや河童といった馴染み深い怪異が姿を消した、というだけに過ぎず、現代社会もまた姿かたちを変えて、新たな怪異を生み出そうとしているようにも思われます。

世界でもトップレベルの自殺率の高さ、全世代的な孤独・孤立の深刻さ、そして慢性的な国民幸福度の低さ……。社会の過酷さは変わっても、その社会から排除される人間が生み出され続けているのは昔も今も変わりません。

安楽死制度は、そういった方々にとってあたかも「希望の星」のように見える面があるのかもしれません。しかし、このような社会の歪みの中から生み出された仕組みは、やはりその形相を異にするものとして現れてしまうのではないでしょうか。

また次の一〇〇年後、「むがす、あったずもな」と語られる、令和の怪異となってしまうのは、安楽死制度そのものか、それとも安楽死制度を獲得できなかった社会のあり方か、さあどちらになるでしょうか。

日本人にとって、長らく「**自分が幸せに生きるためには**」を考える機会はなかったともいえます。人が生きるための権利、人が人であるための権利、すなわち「人権」とは何かを考え直し、人がこの社会の中で「生きることの表現」を十分に発揮する。そのために僕たちは今、安楽死制度を獲得しても大丈夫な国の姿を、冷静に、建設的に議論していく必要性に迫られているのではないでしょうか。

何か月かに一度、小さなフォーラムで千篇一律の討論を繰り返したり、テレビで短いドキュメンタリーを流すだけでは世界は変わりません。国民一人一人が、毎日ではなくても「自分たちはどう生きるか」を考え続け、隣に歩く人たちと対話を繰り返すことの積み重ねが、きっと一〇〇年後の世界を変えていくでしょう。
その社会が安楽死制度を獲得している世界なのか、それとも安楽死制度などなくても、取りこぼされる人がなく生きて死んで行ける世界になっているのか。どちらにしても、僕たちが自分で選び取った世界は、胸を張って幸せな社会である、と伝承《つたえ》していきたいものです。

二〇二五年吉日

西 智弘

西 智弘　にし・ともひろ

川崎市立井田病院　医師／一般社団法人プラスケア代表理事。2005年、北海道大学卒。室蘭日鋼記念病院で家庭医療を中心に初期研修後、川崎市立井田病院で総合内科／緩和ケアを研修。その後2009年から栃木県立がんセンターにて腫瘍内科を研修。2012年から現職。現在は抗がん剤治療を中心に、緩和ケアチームや在宅診療にも関わる。一方で、一般社団法人プラスケアを2017年に立ち上げ代表理事に就任。「暮らしの保健室」や「社会的処方研究所」の運営を中心に、「病気になっても安心して暮らせるまち」をつくるために活動。日本臨床腫瘍学会がん薬物療法専門医。著書に『だから、もう眠らせてほしい』（晶文社）、『社会的処方』『みんなの社会的処方』（学芸出版社）、『がんになった人のそばで、わたしたちにできること』（中央法規出版）他多数。

それでも、安楽死《あんらくし》の話《はなし》をするのなら

2025年2月10日　初版

著者　西智弘
発行者　株式会社晶文社
東京都千代田区神田神保町1-11 〒101-5501
電話　03-3518-4940（代表）・4942（編集）
URL https://www.shobunsha.co.jp

印刷・製本　ベクトル印刷株式会社

ISBN978-4-7949-7460-0 Printed in Japan